李玉贤临床医学丛书

李玉贤

临证经验辑要

主编　杨舒淳　李龑　李政

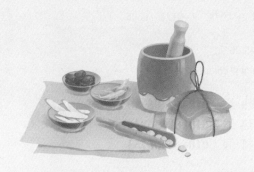

全国百佳图书出版单位
中国中医药出版社
·北京·

图书在版编目（CIP）数据

李玉贤临证经验辑要 / 杨舒淳，李龑，李政主编 . —北京：
中国中医药出版社，2021.5

（李玉贤临床医学丛书）

ISBN 978 – 7 – 5132 – 6606 – 2

Ⅰ . ①李… Ⅱ . ①杨… ②李… ③李… Ⅲ . ①中医临床—
经验—中国—现代 Ⅳ . ① R249.7

中国版本图书馆 CIP 数据核字（2020）第 262492 号

中国中医药出版社出版

北京经济技术开发区科创十三街 31 号院二区 8 号楼
邮政编码 100176
传真 010-64405721
河北新华第二印刷有限责任公司印刷
各地新华书店经销

开本 880×1230 1/32 印张 8 彩插 0.5 字数 154 千字
2021 年 5 月第 1 版 2021 年 5 月第 1 次印刷
书号 ISBN 978 – 7 –5132 – 6606 – 2

定价 45.00 元
网址 www.cptcm.com

社 长 热 线 010-64405720
购 书 热 线 010-89535836
维 权 打 假 010-64405753

微信服务号 zgzyycbs
微商城网址 https://kdt.im/LIdUGr
官 方 微 博 http://e.weibo.com/cptcm
天猫旗舰店网址 https://zgzyycbs.tmall.com

如有印装质量问题请与本社出版部联系（010-64405510）

前言

李玉贤是一位德高望众的老中医专家，是昌吉回族自治州中医医院创建人之一，为昌吉回族自治州知名中医专家，其中医学术思想独树一帜，是本地区中医发展传承的引领者。

李玉贤出生于书香门第，虽家境贫寒，但幼承庭训，古文字基础扎实，其后中医学习躬耕不辍，勤学不倦。青年时期接受再教育，也立志"只愿世间人无病，岂惮架上药生尘"。自悬壶济世以来，数十年如一日不畏寒暑，兢兢业业为各类患者解除疾病的折磨。在中医事业发展中，对慕名前来学习的学生也是倾囊相授，将自己积累的临床经验言传身教，让更多中医工作者和师承学生少走弯路。李玉贤以其精诚医术和医德影响着下一代中医工作者，也深得行业内外人士尊重。

昌吉回族自治州中医医院成立于 1988 年，建院伊始，李玉贤即参与建设，并将自己所有精力倾注其中。建院最初在中医内科担任科主任，为科室发展做出了卓越的贡献。

随着时间的推移，昌吉回族自治州中医医院也取得了诸多荣誉，在本区域乃至国内都具有一定影响力。

李玉贤的中医学习之路颇为艰辛，但他以坚忍不拔的毅力逐渐取得不菲的成绩。其探索过程重视中医经典的学习和掌握，并结合不同中医著作的时代特点，通览群书，参看儒、道内容，甚至对于古天文历法也有研习，并加以注解。同时李玉贤也重视历代医案的研读，他认为历代医案为一个个鲜活的病例，是当时临床中医诊疗思路、辨证的具体体现。典型病例的反复参读，对于临床应用有很高的参考价值。如果说经典是主干，则名家医案则是鲜活的枝叶。李玉贤通过医案学习应用，积累了丰富的经验，并著有多篇医案评述，以飨后学。其早期著作《草山堂医验录》即是其以医案形式诠释经典的典型著作，也真实反映了他的学术思想精髓。

李玉贤作为一位中医人，从来不拒绝患者，悲悯群众病痛，一丝不苟，不论患者来自哪里均一视同仁。在其耳顺之年时每次门诊仍然逾百人次，常常诊疗至深夜。患者不离开，他即不离开诊室。其用方用法博采众家，融会贯通，并利用现代基础医学技术，指导学生开展科研工作，完善经验方的论证。其经验方以成药制剂的形式在临床广泛应用。

李玉贤作为中医传承指导老师，亲授每一位学生，也必倾其所学所悟，并希望新一代中医迅速成长。其对中医经典的学习和讲授也贯穿始终，传道授业解惑的同时也塑造了学生的价值观，重视医德教育。其弟子众多，均能得到用心传授，并在中医各个领域出类拔萃。

李玉贤其人，和蔼可亲，平易近人，与人交往不卑不亢。其重视医道医德，淡泊名利，志存高远，为医唯解疾痛，而不工于人事。他铭记"大医精诚"，在中医道路上耕耘数十载而不倦怠。在生活中，他强调"未病先防，既病防变"，重视养生规律，长期使用自用的内家功法修身养性，恒有节制。

本套丛书收录并总结了李玉贤授业学生的跟师笔记、临证医案及医话。是其从医主要历程的摘要，是对其临床经验及学术思想的梳理，是对其中医学术贡献的肯定。书中难免有一些不当或纰漏，望识者斧正，不胜感谢。

《李玉贤临床医学丛书》编委会
2021 年 3 月 29 日

内
容
提
要

　　本书是"全国名老中医药专家传承工作室"图书出版规划项目《李玉贤临床医学丛书》分册之一，本丛书共三册，分别为《李玉贤临证经验辑要》《李玉贤临证医案选萃》《李玉贤临证医论医话》。

　　本书对李玉贤主任医师的临床经验和学术思想进行溯源，包括李玉贤主任医师的成才之路、学术建树、临证经验，以及对疑难杂病的辨证规律和治疗经验。书中还收录了李玉贤主任医师的学生的跟师笔记、临证医案和医话。内容通俗易懂，学术价值高，实用性强，适合广大中医药临床医生，尤其是中医内科工作者及在校生参阅。

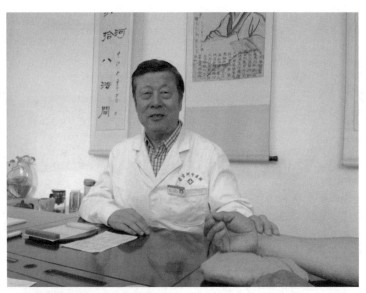

李玉贤主任医师工作近照

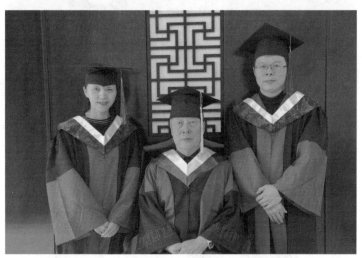

李玉贤主任医师与学生合影（从左至右：杨舒淳博士、李玉贤主任医师、李龑博士）

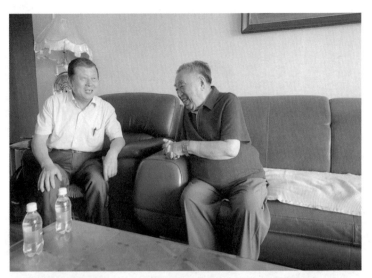

李玉贤主任医师（左）与张琪教授交流临床心得

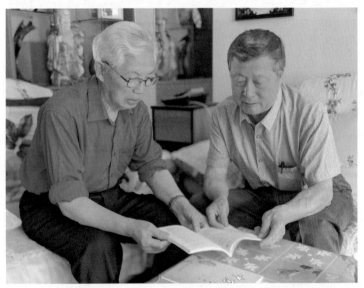

李玉贤主任医师（右）与恩师乐德行教授交流临床经验

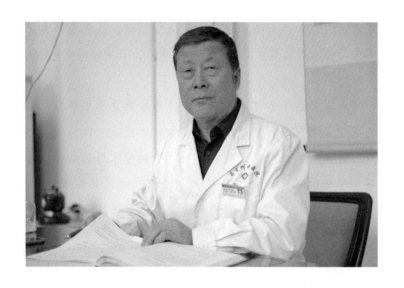

李玉贤简介

    李玉贤，男，汉族，1948 年 12 月出生于新疆呼图壁县。先后就读于新疆昌吉回族自治州卫生学校和新疆中医学院。2012 年被遴选为第五批全国老中医药专家学术经验继承工作指导老师，2014 年被确定为全国名老中医药专家传承工作室建设项目专家。曾任昌吉回族自治州中医医院副院长，昌吉回族自治州中医学会副会长，昌吉回族自治州中医学会名誉会长、秘书长，昌吉回族自治州中医学会终身理事。从事中医临床工作 50 年，学验俱丰，医德高尚，具有大医风范，对患者不分贵贱老幼，皆全心而治，在新疆昌吉回族自治州及周边地区具有广泛的影响力，日接诊量常达150人次以上。

李玉贤勤于临证，善用经方，总结前贤学术经验，在临床中崇古厚今，学而不泥，对各种疑难杂病诊治善思巧辨，施法灵活，形成了独具特色的中医学术思想体系，编写了《草山堂医验录》，发表相关论文，总结其临床经验。李玉贤勤书脉案，留存有大量珍贵的患者就诊脉案，很多经典的疑难病例都有完整的就诊记录存档。李玉贤谙熟四大经典，师古悟今，辨证活用，在内科、妇科、儿科、恶性肿瘤等多学科疑难杂病诊治方面积累了丰富的经验，特别对脾胃病和肺系疾病的诊治经验独到。

杨舒淳简介

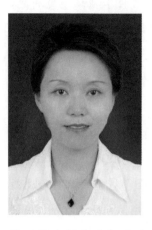

杨舒淳，女，汉族，新疆昌吉回族自治州人，中医学博士，中医内科主任医师，新疆医科大学中医内科学硕士研究生导师，第五批全国老中医药专家李玉贤学术经验继承人，为李玉贤教授嫡传入室弟子。亦师承中医针灸名家金明月主任医师，潜心钻研针灸治疗常见病和疑难病。曾拜师于全国著名经方学家冯世纶教授系统学习了仲景六经辨证理论体系。现担任中华中医药学会内经分会委员，新疆中医药学会治未病专业委员会副主任委员。现就职于新疆昌吉州中医医院，担任门诊部主任，同时从事中医临床工作。擅长应用经方理论诊治中医内科疑难杂病，尤其擅长对癫痫、帕金森病、脑血管疾病后遗症、头痛、头晕等神经内科疾病的中医药诊治。对于针药并用诊治脾胃、肺、心、皮肤等多学科疾病也有较深入的研究。例如，应用脾胃肠合治和分治理论治疗脾胃肠病；从痰、火、气、虚等病机立论，用中药汤剂与针灸配合治疗难治性失眠；从痰、气、瘀交阻兼肺肾两虚立论，用中药汤剂与穴位贴敷配合治疗顽固性咳嗽和哮喘重症等；应用经方理论结合本地区地域特色，用中药汤剂治疗外感热病；对心脏支架术后不耐受双抗治疗的患者从气血两虚兼血瘀立论诊治；慢性皮肤病从肺气虚兼邪郁入络立论，用中药汤剂与针灸、自血疗法配合治疗等，均获得显著疗效。

以第一作者主编专著 1 部，参编专著 4 部；以第一作者发表期刊论文 20 余篇；先后协作、参与或承担的国家科技重大专项"十二五"课题、自治区级、昌吉回族自治州级等各类科研项目共 7 项。曾获得中华中医药学会首批"民间中医药特色诊疗项目"荣誉证书 1 项、第七届全国经方论坛优秀论文 1 篇并参加大会论文交流、昌吉回族自治州科技进步二等奖和三等奖各 1 项、昌吉回族自治州自然科学优秀论文二等奖 1 项。

李龑简介

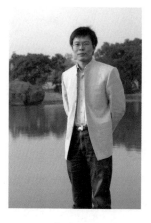

李龑，笔名药尘，男，汉族，新疆昌吉回族自治州人，副主任医师，中医学博士，第五批全国老中医药专家李玉贤学术经验继承人，为李玉贤教授嫡传入室弟子。受中医学熏陶，由西医临床逐渐步入中医殿堂，先后获得临床医学专业硕士学位，中医学博士学位。在中医临床工作中，能运用中医经典，联系现代医学研究进展，深入研究中医运气学说，领悟中医五运六气与临床的关系，结合其学术价值、科学原理、临证用法三大关键问题，在诊病中灵活使用。

主要研究方向为代谢性疾病、脾胃病。擅长代谢性疾病、脾胃病及女科诸证的诊疗。

主持自治区青年科技项目课题 1 项，自治区自然科学基金项目 1 项；获中华中医药学会首批"民间中医药特色诊疗项目"荣誉证书 1 项；自治区优秀科技论文及州级优秀科技论文 2 项。

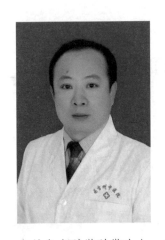

李政简介

　　李政，男，汉族，新疆昌吉回族自治州人，主任医师，硕士研究生导师。新疆昌吉回族自治州中医医院党委委员、副院长，国家级重点针灸专科学科带头人，自治区重点针灸学科带头人，自治区科协"院士工作站"负责人，中央组织部"西部之光"访问学者。被评为中华中医药学会全国优秀康复保健人才，昌吉州优秀专业技术人才，昌吉回族自治州高层次人才工作室负责人，担任中华中医药学会中医微创专业委员会副主任委员，中国民族医药学会针灸分会常务理事，中华中医药学会脑病分会委员，中国针灸学会针法灸法分会委员，新疆针灸医学学会副会长。曾在福建中医药大学第二附属医院、广东省中医医院、天津中医药大学第一附属医院进修学习专业技术。

　　主持省部级、地州级科研项目7项，获地州级科技进步二等奖2项，发表论文15篇。

　　主要研究方向为中风脑病临床研究（偏瘫，面瘫，头痛，眩晕，痴呆，失眠等），颈肩腰腿痛证的中医微创针法临床研究。

乐序

清代著名医学家徐灵胎在《医非人人可学论》中说:"医之为道……非聪明敏哲之人不可学也。""为此道者,必具过人之资,通人之识,又能摒去俗事,专心数年,更得师之传授,方能与古圣人之心潜通默契。"

李玉贤出身贫寒,1966年高中毕业后被分配在新疆芳草湖农场劳动。他目睹了农村缺医少药、农民有病得不到及时救治的情况,怜悯之心油然而生,立下学医之志。于是他从家中寻得中医书开始认真阅读,渐渐对中医产生了兴趣。之后又买了中医经典著作,开始了他的自学成才之路。1971年他考上了新疆昌吉回族自治州卫生学校医士班。学校老师大多为西医出身,授课以西医学为主,但课余时间他继续自学、攻读中医经典。通过几年的自学,他除了能背诵《药性赋》《汤头歌诀》《脉诀》外,还能背诵《黄帝内经》部分原文,以及《伤寒论》《金匮要略》《温病条辨》等经典著作。他的经验是自学为主,不懂就查字典,或者问老师,强记硬背,熟能生巧。就这样,他基本掌握了中医学基本理论，并开始用于临床。通过到新疆中医学院（现新疆医科大学）、北京中医学院（现北京中医药大学）进修学习，经过名中医、名教授的讲课指导，他对中医学的理解更加深刻，掌握得更为全面。40多年后的今天，李玉贤已成为昌吉自治州颇有名气的中医主任医师，并为博士研究生导师。现在《李玉贤临证经验辑要》即将出版，本人阅后感触颇深，谈几点体会。

李玉贤学习的重点始终放在中医四大经典上，尤其对《黄帝内经》《伤寒论》《金匮要略》下的功夫最多。他根据《黄帝内经》"治病必求于本"的思想，提出了三个基本观点：一是阴阳为本的平衡观，二是病机为本的衡动观，三是后天为本的脾胃论。这三个观点是他理论联系实际、反复思考提炼出的精髓，是指导临床的三个根本，值得吸取。学习《黄帝内经》往往会遇到一个难点，就是五运六气学说。李玉贤对运气学说不畏其难，下决心，像蚂蚁啃硬骨头一样终于啃下来了，并在实践中加深理解和应用。学习《伤寒论》，李玉贤认识到《伤寒论》不仅是一部论治外感热病的专著，而且是以外感伤寒为主兼论内伤杂病的辨证论治的专著，实用价值很大，他不仅用《伤寒论》的法则治外感病，在内伤杂病方面也用。对于《金匮要略》，李玉贤根据内伤杂病的发病机理以及辨病与辨证相结合的原则，将专病专方灵活地用于临床。如用瓜蒌薤白桂枝汤加附子等治疗心力衰竭、真武汤加味治疗肾病水肿等，足见李玉贤对经典著作的应用已娴熟在心，运用巧妙。除经典著作外，李玉贤很重视历代名医著作的学习，如张景岳的《景岳全书》、李东垣的《脾胃论》、朱丹溪的《丹溪心法》、叶天士的《临证指南医案》《柳选四家医案》、张锡纯的《医学衷中参西录》以及《丁甘仁医案》等他均研究较深。正是他这样坚持不断地学习，废寝忘食地钻研，才使他有了丰富的中医学理论修养和众多治疗疾病的方法。50 多年来，李玉贤在中医内科、儿科、妇科、肿瘤等疾病的治疗方面积累了丰富的经验，并取得不少成绩。本书仅从中医内科、肿瘤病撷其要者加以介绍。

记得 20 世纪 70 年代，我们同在昌吉州医院中医病房工作，李玉贤为住院医师，我是科主任。当时病房收住了两个患者，一位是肝硬化腹水，一位是肾病引起的全身水肿。由于经验不足，大家不敢贸然用十枣汤和温阳利水剂。李玉贤这时就提出用消水丸（以甘遂为主之中成药）治疗肝硬化腹水，用《金匮要略》的桂甘姜枣麻辛附子汤治疗肾病水肿。经过会诊，同意了李玉贤的治疗方案。想不到用药 3 天后，患者病情明显好转，7 天后肾病患者的水肿和肝硬化患者的腹水相继消退。从此，李玉贤更加大胆地运用经方来攻克疑难杂病，并取得了较好的疗效。

李玉贤治疗内科杂病的经验均是以经方或时方为主，根据症状的变化加减，方方有出处，遣药有依据，灵活化裁，有度有节，验之临床，疗效显著。以治疗萎缩性胃炎的和胃汤为例，此病主症有胃痛、痞满、口苦、纳呆、疲乏等。病机属脾寒胃热。胃热则口苦、呕逆，脾寒则腹痛、腹胀甚至便稀，脾胃气虚则纳呆疲乏。此上热下寒中虚之证，用张仲景的黄连汤比较合适，而李玉贤的和胃汤正是由黄连汤化裁而成。方用半夏、干姜温中化痰，黄连、葛根清热燥湿，黄芪助党参、甘草补益中气，复加白花蛇舌草清热利湿、解毒消痈，三棱、莪术行气活血，对萎缩性胃炎伴肠上皮化生效果更好；最后加厚朴、蔻仁、麦芽行气消胀，健胃消食帮助消化。此方对黄连汤有所加减，作用更加全面，对于萎缩性胃炎属上热下寒者更加实用。其他几则验方也是如此。至于癌症的治疗，李玉贤十分重视扶正祛癌法的运用，对癌症患者首先扶正，即根据患者体质的阴阳虚实，辨明脏腑气血的盛衰，有针对性地补其不足，使其阴阳平衡，正气自复，如肺癌用滋肾益肺法，肝癌用疏肝健脾法，肾癌用健脾益肾法。抗癌药物也是根据患者的症状、体征，或用理气活血、解毒散结法，或用活血化瘀、利湿泻浊法，或用软坚散结、解毒消癥法等。总之，在扶正的前提下治疗癌症，扶正不留邪，攻邪不伤正，使机体正气逐渐恢复，癌瘤日趋消失，这是目前抗癌疗法中最好的方法之一。李玉贤正是用这种方法医治了不少肿瘤患者，使患者生命得以延续，生存质量得到提高，受到患者的好评。

著名医学家吴阶平说："中医是一个宝藏，是我国古老文化的重要组成部分，对中华民族几千年的繁荣做出了很大贡献。"我们这一代中医人应该继承和发扬中医药学传统，在临床实践中努力学习，勇于创新，为造福人民健康做出更大贡献！

以上拙文，文不达意，抛砖引玉，聊以为序。

新疆维吾尔自治区中医医院名医工作室中医主任医师

乐德行

2021 年 1 月 22 日

目录

第一章 学术思想渊源

第二章 学术思想传承

第三章　临证辨治经验

第一章

学术思想渊源

第一节　学古汇今，夯实理论

多数优秀中医名家的成才之路，皆有名师教导，或受益于先辈之学术思想，或亲临跟师学习，博采众家之长，才能学有所成。缘于此，李老之师甚众，这些名师之中，国医大师张琪及新疆维吾尔自治区中医名家张绚邦、乐德行等对李老影响颇深。

一、时缘之巧得悟中医

《礼记·三十一·中庸》："好学近乎知，力行近乎仁。"1966年令李老印象深刻，高中毕业临近高考只有10天，教育部发布了高考停止的通知，只是一夜间，李老的大学梦顿成泡影。高中三年，李老一直想读理工类高校，因其成绩突出，最初目标是清华大学或交通大学。但随后李老响应党中央"知识青年到农村去，接受贫下中农的再教育"的号召，以董家根、邢燕子为榜样，下乡来到了昌吉州呼图壁县的芳草湖农场。知识青年在农村，怎样才能利用已学到的知识更好地服务于农村，这个问题一直萦绕在李老的心头。李老反复思量，受其父亲的影响，决定自学中医。

当时家中有《内经知要》《寿世保元》《伤寒贯珠集》《金匮要略心典》《杂病源流犀烛》《增图本草备要》等中医学书籍，这一类书籍成为李老的中医启蒙读物，李老不仅反复阅读，对一些段落还能熟练背诵，让李老在中医入门阶段少走很多弯路。闲暇之余，李老的父亲还为他讲读《史记》《汉书》《通鉴纪事本末》，这又为李老的中医经典学习打下了坚实的古文基础。

二、问难之师启蒙传承

1971 年李老进入昌吉回族自治州卫生学校学习，工作之后的多年又得名医乐德行、张绚邦之耳提面命，他们的医德医术对李老起到了潜移默化的影响。

虽然在进入学校学习之前李老已经有了很长一段时间的自学经历，而且也曾经在自学过程中应用中医药的方法，为农民群众治愈了一些简单的疾病。但是，在进入昌吉回族自治州卫生学校后，乐德行教授时任李老的中医学老师，李老对于中医学的进一步领悟和学习得到了启蒙老师乐德行教授的悉心指点。李老时常提到，虽然古人说师傅领进门，修行在个人，但是中医学习之路必须由名师指点才会少走弯路，在自学或临证中如遇到疑点也会有师可询，避免走入误区。

毕业离开学校之后，李老进入临床工作，在此期间李老有幸跟师于当时的新疆名医张绚邦教授，张老的理论建树和临证卓识，在新疆乃至国内和周边国家，享有较高声誉，堪称"问难之师"。张绚邦教授认为，中医处方不但是一张载录方药名称的字据，同时也代表着医师的医学风格、流派和学术思想，并且蕴藏着丰富的美学内涵，是形成医学流派，推进学术发展的重要资料。张绚邦教授在组方化裁上，讲求攻守得宜、从舍迎让、进退避就、疏密布置等方法。在跟师张绚邦教授期间，这些特点被李老一一认真领悟学习，并逐渐于临证中进一步发挥应用。

在二老的启发和教导下，李老进一步研读经典，常利用休息时间，先后跟随二位名医，侍诊学习。二老临证善用经方，辨证灵活，治法精准，善治各种内科疑难杂病，李老深得真传。在二老的影响、教诲下，李老不但勤于临证，而且善于总结经验，临证既师承古法，又善变通其法。在处理病证关系上强调病证兼顾用药，以临床特征为主，制方配伍依病证，以专病专方或自拟基础方化裁而成。在用药剂量上讲究权衡、轻灵，在前贤理论基础上常提出新解，常药以新用。

三、医界泰斗授业解惑

1979 年，当时李老在北京中医学院（现北京中医药大学）79 级研究生班进修中医基础理论。这一年时间里，李老聆听了任应秋教授《中医各家学说》的专题讲座，鲁兆麟教授的《中医各家学说》讲解。钱超尘、周笃文的《医古文》讲授，程士德教授的《黄帝内经》选读。刘渡舟、傅世垣的《伤寒论》解析。马雨人的《金匮要略》阐释，王锦之教授的《中医方剂学》、颜正华教授的《中药学》，以及赵绍琴、胡定邦、刘景源教授《温病学》讲解。在此学习期间，李老刻苦钻研，博闻强记，这些名家的讲授帮助李老打下了坚实的中医理论及临床实践基础，开启了李老对中医理论与临床应用相结合的新视角，是李老在中医学学习生涯中的一次质的飞跃。

四、私淑名家宝笈释脉（解经释典）

在李老习医的过程中，除《黄帝内经》《伤寒贯珠集》《金匮要略心典》这些著作之外，对他影响最为深远的一本书，就是张琪教授的《脉学刍议》。这本书是李老在学习之初，于 1967 年 4 月 21 日在当地新华书店购得，李老一口气读完这部著作，深感此书理论实践紧密联系，多真案而无空谈高论。脉学，如果没有名师指点，自悟谈何容易，李老初涉中医，张琪教授的《脉学刍议》坚定了李老对脉学深入学习体会的信念。同时这部著作也帮助李老提高了对中医经典的理解能力，特别是对《伤寒论》《金匮要略》的学习和理解没有走弯路，更坚定了李老对中医学习的信心，满满的自信促使李老也成为一名"铁杆中医"。

此后，通过对张琪教授《临床经验集》《张琪临证经验荟要》《张琪临床经验辑要》的研读学习，李老对各类疾病的病因病机、脉理、治法及用方均有了较为透彻的理解和掌握，使其疑惑得解，医术进步飞速。特别是张琪教授灵活应用《伤寒杂病论》理论，以脉释病、释证、释方及专方治疗胸痹、肾病的学术思想，对李老的影响较深。李老对于张琪教授的《脉学刍议》奉若宝笺，将其誉为近代脉学与临证相合的一部完璧之作。

光阴似箭，如白驹过隙，不觉李老已在中医事业的道路上默默耕耘了50余载。李老于2015年7月17日带领我们几位学生，手奉李老当年购得的《脉学刍议》前往哈尔滨，在张琪教授家中拜访了李老数十年来敬仰崇拜的国医大师。张琪教授很高兴地接待了我们，并给我们传授学术经验，且在这部李老珍藏的首版《脉学刍议》书上题字，更加激励李老在中医事业的路上奋勇前进，做一位名副其实的私淑弟子、一位名副其实的铁杆中医。

第二节　熟谙经典，活用经旨

李老认为，中医经典已构建了中医的理论体系和疾病诊治的基本规律，特别是《黄帝内经》和《伤寒杂病论》必须认真研读。他还强调研读经典，要从每部经典精髓入手，先掌握重点篇目，尤其是重点条文要熟背。后逐步分篇研读，力求达到融会贯通，才能对临床实践有良好的指导作用。李老不但对四大经典研究颇深，还能熟谙于胸，在临床带教和师承授课时，常常引经据典，朗朗上口，倒背如流。

和其他中医学名家一样，《黄帝内经》是李老打牢中医学理论功底的必修经典著作之一，亦是其学术思想形成的基础。如从《黄帝内经》中关于五脏六腑、经络、生理病理、五邪六淫致病等诸篇，学习领悟中医辨证论治的整体观，掌握人体生理常态，领悟发病规律。以运气七篇等为基础，研究天文历法、运气学说与中医疾病诊治有关的多学科知识，以认识因气候失宜、地域特色等导致的各类体质病和季节病等。以阴阳五行、藏象理论体系，把握疾病诊治规律。通过长期研读，反复背诵，掌握其精神实质，对其日后临床诊疗工作起到了重要的指导作用。

第三节　重视医案，内涵深远

李老认为，医案风格能体现医师的诊疗思路，字里行间还蕴含着中医师的古文水平和诊疗进展。对李老医案风格影响最大的当属新疆当代名医乐德行、张绚邦，清代医家尤在泾和近代孟河学派诸家。多年来，李老治病必留医案，医案中患者的脉、舌、症、方齐全，医案风格逐渐形成以下特点。

一、处方用药紧扣主症

李老师从事临床工作之初，曾在新疆名医乐德行指导下工作学习，在脾胃病及多学科杂病诊治方面深得其真传。乐德行教授善用疏肝和胃法治疗脾胃病及各类情志病，善用经方与时方合方治疗各科杂病，并提出处方选药当以疾病的主症为主。对病因病机简单的疾病尽量用经方，不做加减；复杂的疾病，先以主症为突破口，选方用药要尽量精炼，依据主症病机选方，并配合常用药对加强疗效。病机发生变化则选方随之灵活加减，临证中选方用药主次分明，去繁存简。受乐德行教授教诲，从学医之初李老就养成了规范、良好的临床诊疗思路和处方用药，并紧扣主症记录病案的习惯。

二、处方用药饮片道地

李老曾于1988~1989年跟随新疆名医张绚邦学习。在跟师期间，张绚邦教授不但为其传授医术，还教他如何书写中医处方，特别注重处方格式和用药规律，且书写处方君臣佐使顺序排开，三药一行，行列齐整，适时骑缝。张师还指导李老据病情要用道地药材，以保证临床疗效。如浙贝母偏于清肺化痰散结；川贝母偏于润肺化痰止咳；伊贝母作用与川贝母相近，但价格相对偏低，能为患者减轻经济负担等。张绚邦教授在诊断治疗疑难杂病方面的丰富经验给李老留下了深刻的印象。

三、临证重视医案行文

尤在泾的《静香楼医案》分为两卷，包括 32 个病证门类的诊治验案。李老重视尤在泾治内科杂病的医案，著有《"静香楼医案"评述》一文，并在该文中指出，通过研读尤氏之作，能明仲景论治伤寒之微言大义，治杂病之底蕴奥旨。其对尤氏医案评价总结道："论本《内经》，说理朴实而不浮……法宗仲景，随机应变不拘泥……制方精妙，选药简当贵轻灵。""其医案风格在当今临床仍有现实指导意义。"尤氏"制方用药必本升降浮沉之理"等论述，对李老临证重视医案行文的内容和用药注重配伍结构的风格影响颇深，形成了李老独具特色的脉案行文格式。例如其书写病案特别强调行文格式，先脉诊、后舌诊、再症状，病重者加病机分析，文笔潇洒，美观大方，用词精准简约，选方紧扣脉诊、舌诊、症状之主旨。

四、医案制方严谨精准

孟河学派医家有费伯雄、马培之、丁甘仁等，他们在内、外、妇、儿等多学科疾病诊治中有丰富的临床经验，所著医案中病因病机剖析言简意赅，用药精准，深受李老喜爱，对其中医学理论提高和临床实践指导有发蒙解惑之用。

孟河诸医家医风一脉相承，费伯雄医案中关于肝气、肝风与不寐的病因病机关系从五脏生克理论来剖析，治不寐从肝、肺、心三脏入手的精辟论述使李老深受启发。如人卧则魂藏于肝、魄藏于肺，肝阳鼓动则肺气不清，痰扰心窍，心神烦扰则不寐，此为肝肺不相接洽。受费师治不寐之法的启迪，李老治不寐以平肝、化痰、滋肾、养心诸法参用。

马培之对内科杂病病因病机的认识，从五脏传变、生克制化到疾病转归之预测及施治，如用兵布阵，进退得法，方寸不乱。李老受其影响，诊病思路缜密，制方用药精准效良。临证中制方严谨，用药为 12 味左右，君臣佐使环环相扣，平正稳妥，补法中兼入调和疏理，攻法中兼顾正气，顾护脾胃，临床疗效可靠。

丁甘仁主张伤寒温病统一，治疗外感时病，经方、时方并行；丁师治疗专病采用专方的学术思想，也影响了李老治疗内科杂病的用药风格，善用专病专方，临证经方、时方并用的用药习惯。

综上所述，孟河学术思想对李老治疗内科杂病应用专病专方的学术风格有很深的影响，使李老养成了良好的医案记录、处方用药风格。

第二章

学术思想传承

第一节　重视《黄帝内经》理论研究

李老从医至今，一直注重对《黄帝内经》理论体系的研究，阴阳五行、藏象、经络、病因病机、病证、诊法、治法、运气、养生等多学科内容都有较为深入的研究。受《黄帝内经》理论体系影响，在临证中重视中医辨证论治的整体观和治病必求于本的学术思想。

一、"病形合一"和"天人合一"的整体观

通过对《黄帝内经》的学习研究，李老认识到，中医辨证论治的整体观应是对"病形合一"和"天人合一"的立体认识，临证中要全面去把握。例如，《灵枢·本脏》云："视其外应，以知其内脏，则知所病矣。"说明五脏六腑位于体腔，其功能表现于体表，一旦某一脏或一腑功能失调，其脏腑的阴阳平衡被打破，其异常的功能状态将表现出相应的临床症状，这便是"病形合一"的具体体现。正如张景岳《类经·卷三·藏象类》所言："脏居于内，形见于外。"张景岳在《类经》中引《黄帝内经》条文，详细阐述了人体内部的脏腑经络与人的神、色、脉等的关系，通过神、色、

脉、症等可以判断疾病的吉凶预后。因此，在疾病诊治过程中，李老强调不仅要观察患者的临床症状，诊脉察舌，更要了解患者的思想精神状态、肤色和面色等，通过整体分析，了解疾病发生的病因病机，确定病位和病性，进而选方用药。正如《素问·玉机真脏论》所言："凡治病，察其形气色泽，脉之盛衰。"此亦为"病形合一"整体观的具体体现和临床应用。

在古代我们的祖先已认识到人与自然界密不可分，疾病发生与气候、饮食、地域息息相关。正如《灵枢·外揣》所说："夫日月之明，不失其影……五音不彰，五色不明，五脏波荡，若是则内外相袭，若鼓之应桴，响之应声，影之似形。故远者司外揣内，近者司内揣外，是谓阴阳之极，天地之盖。"李老受《素问·生气通天论》"夫自古通天者生之本，本于阴阳。天地之间，六合之内，其气九州、九窍、五脏、十二节，皆通乎天气"等篇启示，通过多年临床观察总结出"没有无因之病，也没有无根之症"。换言之，患者脏腑功能失调的局部症状其实是其在自然环境与饮食起居等影响下产生的，所以诊察疾病必须要考虑自然环境等对疾病发生的影响，亦是"天人合一"整体观的具体体现。

二、"治病必求于本"的"三观"诊疗思维

李老认为，《黄帝内经》以阴阳五行学说等为说理工具，

阐明了人体各脏腑之间的生理关系和病理演变规律，四时六气与人体内外相应的衡动调和关系，外感六淫与内生五邪的病因病机转化理论，说明人体发病的病机随自身气血阴阳的盛衰，四时六气的更迭，病机不断转化演变。纵观《黄帝内经》全书，李老提出"治病必求于本"应分三个层面去理解：

（一）阴阳为本的平衡观

《素问·阴阳应象大论》："阴阳者，天地之道也，万物之纲纪，变化之父母，生杀之本始，神明之府也。治病必求于本。"说明万物生于阴阳，化于阴阳，体内阴阳平衡调和，则邪不可干。推演之，阴阳失衡，气血津液输布失调，则病自内生，故治病必以调和阴阳为本。《素问·至真要大论》："谨察阴阳所在而调之，以平为期。"亦强调了阴阳平衡对人体的重要性。因此，受《黄帝内经》学术思想影响，李老在疑难病诊治中，时时注重培植人体正气，调和脏腑阴阳的平衡关系，认为"治病必求于本"首先要重视"阴阳为本的平衡观"。

（二）病机为本的衡动观

《素问·至真要大论》："谨守病机，各司其属。"遵《黄帝内经》之旨，李老不但注重人体发病与病情转归和病体自身气血阴阳的盛衰之间的衡动关系，还注重人体发病与外

李玉贤临证经验辑要

界气候变化、饮食失节、药物干预等之间的密切联系。病体被药物干预后，随着人体正气的增强，病机向好的方向逆转；如果病重药轻，或失治误治，或患者自我调理失宜等导致病情加重，则病机向复杂方向转变。这体现了病机发展演变的衡动性。因此，李老倡导不但要"治病必求于本"，还要重视"病机为本的衡动观"。

（三）后天为本的脾胃观

《素问·六节藏象论》："五味入口，藏于肠胃，味有所藏，以养五气，气和而生，津液相成，神乃自生。"上述条文阐述了脾胃对人体脏腑和神气的生理作用。五味入口，通过脾胃的运化转输，使五味化气生津，内养五脏，外荣肌肤，能使人精神意识处于良好状态，神气自显。《灵枢·五味》："五脏六腑皆禀气于胃。"揭示了脾胃对脏腑的滋养作用。李东垣在《脾胃论》开篇即引《黄帝内经》之条文阐述了脾胃对元气的滋养作用，以及与疾病产生的关系。如《脾胃论·卷上·脾胃虚实传变论》："则元气之充足，皆由脾胃之气无所伤，而后能滋养元气。若胃气之本弱，饮食自倍，则脾胃之气既伤，而元气亦不能充，而诸病之所由生也。"又在《脾胃论·卷下》的"大肠小肠五脏皆属于胃，胃虚则俱病论""脾胃虚则九窍不通论"和"胃虚脏腑经络皆无所受气而俱病论"多篇中，进一步阐明了脾胃与疾病发生的关系，阐明脾胃损伤是疾病发生的内在原因，也揭示了脾胃在脏腑疾病治疗中的重要作用。因此，李老强调"治病必求于本"，还应包括"后天为本的脾胃观"。临证中要时刻注重顾护人体后天脾胃之本，以后天补养先天，激发人体元气的化生，调养五脏六腑，纠偏补虚，扶正抗邪。

三、脏腑经络为主线，时间、空间、病体互参

李老根据多年临床研究认为，《黄帝内经》以脏腑、经络辨证为主线，从时间和空间两个层面全面阐释了机体发病的内外因素，通过症、舌、脉将疾病反映在外的现象进行了详细论述，并以此确立了各脏腑疾病的治疗大法。正如《素问·阴阳应象大论》中所言："故天之邪气，感则害人五脏；水谷之寒热，感则害于六腑；地之湿气，感则害皮肉筋脉。"《素问·四时刺逆从论》："是故邪气者，常随四时之气血而入客也。"李老认为，上述条文中的天、地、四时代表了人体发病所处的外在时空和环境因素。总结上述条文所述之邪分别代表四时六淫之邪、地域之乖气和饮食之偏颇失节，从时间和空间上具体论述了外邪侵袭人体致病的基本原因，亦揭示了病体发病的部位不外脏腑及皮肉筋脉。再如《素问·六元正纪大论》："木郁达之，火郁发之，土郁夺之，金郁泄之，水郁折之。"这里阐述了五脏疾病治疗的基本大法。因此，受《黄帝内经》影响，李老诊治内科杂病注重以脏腑经络辨证为主线，用时间、空间、

病体互参的诊疗思维模式。

第二节　注重《伤寒杂病论》辨治纲要

　　《伤寒论》和《金匮要略》合称为《伤寒杂病论》，两书内容互补，揭示了外感和内伤杂病的发病机理及辨病施治的基本规律，是对《黄帝内经》脏腑经络辨证等理论的继承和发展。清·何景才的《外科明隐集·本堂增补改著〈总论歌〉》中云："善治伤寒杂病易。"李老秉承前贤之说，把《伤寒杂病论》当作指导临床实践的工具书，毕生细心研读。李老还把《伤寒杂病论》与《黄帝内经》进行互参研究，在临证中取《黄帝内经》之理，用仲景之法与方证，以历代医家之医案为临床实践范例，磨砺实践数十载，娴熟的用于内科杂病的辨证施治中。他在临床带教中常说，正如前贤所言，《伤寒杂病论》确实是一部大匠之作，书中的条文为我们确立了治疗外感内伤杂病的规矩，如要辨证用药精准，效如桴鼓，必要精研《伤寒杂病论》。

一、治外感病，遵六经辨证

　　李老认为，仲景《伤寒论》是诊治外感病的经典之作，同时,《伤寒论》所述的各类疾病其实涵盖了外邪内袭导致脏腑功能失调引起的各种内科杂病。《伤寒论》是对《素问·热论》等理论的发展,其沿用了《素问·热论》六经分类的名称,借鉴《黄帝内经》关于论述人体阴阳表里寒热虚实、气血盛衰、六淫五邪、药食气味等理论为说理工具,阐述脏腑经络、生理病理及治法、预后判断等内容,补充和创新了《黄帝内经》的六经理论,形成了六经辨证的理论体系。李老认为,在外感病诊治中,要抓住六经辨证总纲,外感病即是六经病,沿空间与时间两条主线,分清六经表里和邪气传变次序,遵循辨病与辨证结合,按证用药之总则。在空间上按照三阴三阳分类,用阴阳揭示病邪所在的部位,用寒热揭示疾病的性质;从时间上认识外感病的传变规律,三阳病传变是顺经传,三阴病传变是表里传。三阳病发病较急,应以祛邪为主,邪去正安;病情发展到三阴阶段,正气耗损较重,病情复杂,正邪两败俱伤,故以护正、扶正为法,时时不忘养护胃气,扶正同时兼清余邪。受《伤寒论》影响,李老擅长应用六经辨证理论治疗多学科杂病。遵仲景治太阳病项背强几几,无汗,恶风者,用葛根汤解表散寒治之。李老认为,对于项痹证见项背僵硬疼痛者,属太阳经气不利,邪滞项部太阳经络脉所致,用葛根汤加秦艽、姜黄等舒筋通络,起效迅速。遵仲景治寒热往来、嘿嘿不欲饮食者,用小柴胡汤和解少阳治之;对于感冒后耳鸣、耳聋,或听力逐渐减退者,属少阳经气不利夹湿循胆经上扰耳窍所致，用小柴胡汤加磁石、石菖蒲等和解少阳、化湿开窍治之，疗效肯定。遵仲景治太阳病过经十余日，见心下急，郁郁微烦者，用大柴胡汤以和解通里之法治之。对于酒客感冒后烦渴、身体困重、纳呆、排便干结者，属少阳阳明合病兼饮郁化热所致，常用大柴胡汤加山楂，解表攻里、消积化饮治之。

二、治内伤杂病，强调专病专方

《金匮要略·脏腑经络先后病脉证第一》："千般疢难，不越三条：一者，经络受邪，入脏腑，为内所因也；二者，四肢九窍，血脉相传，壅塞不通，为外皮肤所中也……"受仲景启发，李老认为脏腑功能失调导致病邪内生，脏腑受邪发病者属内伤杂病，外为皮肤所中发病者一般归属于外邪发病范畴。皮肤分属经络，六经分属五脏六腑，所以外邪内因又可相互影响。《伤寒论》以六经辨证为说理工具，在阐述外感病的病、脉、症、方关系的同时，揭示了六经病诊治的一般规律，为内伤杂病诊治埋下伏笔。《金匮要略》在《伤寒论》六经辨证的基础上，进一步揭示了内伤杂病的发病机理和辨病辨证施治规律，对李老诊治内伤杂病的学术思想框架体系的形成有重要影响。李老临证善用经方治疗内伤杂病，并注重《金匮要略》专病专方的灵活应用。李老遵仲景治消渴病从肾气虚衰、气不化津立论，善用肾气丸之理法，以肉桂等振奋肾气而行气化津，使津液布散回归正常而运达周身；治疗胸痹心痛从化痰宽胸、化瘀通阳取法，用瓜蒌薤白半夏汤加丹参、琥珀等治疗；遵仲景治心下悸、头眩、身体筋肉𥆧动，或小便不利、腹痛下利、四肢沉重者，用真武汤温阳化气、利水渗湿治之。临证遇心衰，伴水肿、小便不利、动则气短胸闷者，李老认为其属少阴太阴合病，因脾肾阳虚、水饮凌心所致，用真武汤加黄芪、冬瓜皮、琥珀、炒麦芽等，拟益气扶正、温阳利水、通脉宁心，兼顾胃气之法，以养正祛邪。

第三节　脏腑辨治内外分合

古文字学家容庚教授曾言："读书、做学问首先要精通，尤其须善变。在搜集前人的研究上不遗余力，多多益善；而在材料的运用上则要取精用宏，在前人的基础上善于变通，才能超越前人。"李老精研中医诸家著作数十载，躬身临证实践数十载，将前贤之医理要旨与今日之时病紧密结合，大胆创新，形成了一套诊疗内伤杂病的思想体系。

李老不但通过研读中医经典，夯实自己的中医学理论功底，还通过学习研究历代名家著作加深对经典著作的理解，拓展自己临床实践的诊疗思路，从名家著作和医案中寻找诊治疑难杂病的范例和灵感。李老还强调，一个优秀中医医生，读经典、做临床为必经之路，学习名家医案，并加以评述分析，去伪存真，更有利于提高临床医术，对临床实践有极强的指导作用。通过多年勤奋精研细读，大胆的临床实践、继承与创新，丰富了李老的学术思想内涵，逐步形成了其独具特色的中医内科疾病诊治风格。

一、治脾胃病重视分治与合治

（一）脾胃分治

胃主受纳腐熟水谷，以降为顺，以通为和，有降浊通腑之功；脾主运化，主生血统血，主升清和升举内脏。清代名医叶天士对脾胃功能进行了高度概括，如其在《临证指南医案·脾胃》中提出："脾宜升则健，胃宜降则和。"把脾胃本脏腑的功能特点和对机体的影响有机结合。身体健壮要靠脾的运化升清来滋养，人体的气机调畅要靠胃的通降功能来参与维持。脾胃同为后天之本，二者作用相辅相成，但发病机理又因各自的生理特点而有所不同，故需要加以区分。李东垣《脾胃论·脾胃胜衰论》有"饮食不节则胃病""形体劳役则脾病"的论述，说明脾胃发病原因不同，治疗方法亦不同。受此启发，李老提出了治疗脾胃病要审因论治，根据病因病机及临床表现不同进行脾胃分治的诊疗思路。

叶天士在《临证指南医案》中创立"胃阴学说",是叶师补充李东垣详于治脾而略于治胃的理论。根据《临证指南医案·脾胃》:"太阴湿土,得阳始运;阳明阳土,得阴自安。"叶师创立了以阴柔之剂滋阴润燥,助胃和降以养胃阴。

李老将上述理论用于临床,治脾病善用健脾升清、运土燥湿等法,例如以炒苍术、炒白术配葛根健脾升清止泻;以炒白术配柴胡、升麻健脾益气,升阳举陷;以茯苓配炒苍术健脾燥湿,治脾虚带下;治胃病,常注重顾护胃阴和振奋胃气,以沙参、麦冬等甘平、甘凉濡润之品养胃阴,使津液来复通降自和,以焦三仙等消积之品化积,振奋胃气。

(二)脾胃合治

脾胃互为表里,胃又与小肠大肠相连,脾胃的升清降浊对人体气机升降、运化水谷精微及传化糟粕的调节有协同作用,说明脾胃的生理功能密不可分。正如《素问·五脏别论》所言:"水谷入口,则胃实而肠虚;食下,则肠实而胃虚。"《素问·经脉别论》:"饮入于胃,游溢精气,上输于脾,脾气散精,上归于肺,通调水道,下输膀胱。"李东垣《脾胃论·脾胃胜衰论》:"饮食不节,则胃先病,脾无所禀而后病,劳倦则脾先病,不能为胃行气而后病。"又云:"百病皆由脾胃衰而生。"说明脾胃生理功能相互依赖,病理演变也会相互影响。

治疗方面，李老兼收并蓄，善于继承和发扬历代医家之学术成就，如李东垣善用甘温除热之法，注重升阳健脾益胃之法，受其影响，临证中李老重视升阳益胃等脾胃同治之法的应用。受喻嘉言《医门法律·关格门》"进退黄连汤方论"的启发，根据新疆地区居民饮食习惯，冬日膳食辛辣膏粱厚味居多，易致胃肠积热；夏季贪凉饮冷为常，易使中阳受损，肠腑失于温煦，寒热饮食反复刺激形成胃肠寒热错杂之证。李老认为本地区居民的脾胃、胃肠病的病机以寒热错杂者为多，宜用仲景辛开苦降法治疗脾胃、胃肠病的寒热错杂之证，通过调节脾胃的升降功能，促进脾胃游溢精气和肠传化糟粕的协同作用，亦是脾、胃、肠合治之法的具体体现。

二、诊治肝胆病重视分类论治

肝主疏泄，主藏血，主谋略；胆贮藏和排泄胆汁，主决断；肝胆经循行上至头部，下至足趾。肝胆互为表里，肝脏侧重于调畅气机和情志，疏通气血津液；胆侧重于贮藏和疏泄胆汁。二者协同作用，完成促进脾胃运化和谋略决断等功能。对肝胆病的研究，历代医书论著颇多，李老研究肝胆病首重《黄帝内经》《伤寒杂病论》和《王旭高医案》等有关诊治肝胆病的阐述。

《黄帝内经》分多篇阐述了肝胆病的病因病机和治疗大

法,如《素问·标本病传论》"肝病头目眩,胁支满"、《灵枢·五邪》"邪在肝,则两胁中痛"、《灵枢·邪气脏腑病形》"胆病者,善太息,口苦,呕宿汁,心下澹澹,恐人将捕之"、《素问·六元正纪大论》"木郁达之"等。对于肝胆病的诊治,李老善用《黄帝内经》理论加以发挥,如结合肝胆经循行规律和生理特点,李老将肝胆病归纳为本脏腑病、本经病、情志病等加以分类诊治。

肝胆病在《伤寒论》的六经病中归属于厥阴病和少阳病范畴,《金匮要略》开篇就以"治未病"为导引词,对肝病的传变规律和诊治要点给出了纲领性的大法,两书中治疗肝胆病的经方用于临床,则效如桴鼓,覆杯而愈,极大地拓展了李老治疗肝胆病的诊疗思路。

在历代名医中,肝病诊治经验最丰富者,当属清代名医王旭高。李老对他的医案欣赏有加,爱不释手。王旭高的《环溪草堂医案》《王旭高医案》分别在内伤杂病、黄疸、癥瘕等门论述了与肝有关疾病的临床症状、病因病机、治法和遣方用药。书中归纳肝之为病的病因病机与胆、脾、胃、肾、心、肺等脏腑经络关系最为密切。总结了与肝有关的病因病机不外虚实两大类,实者多肝风、肝气、肝火、肝郁夹痰、瘀、湿等。虚者多为肝血虚、肾精不足、脾气虚、肺气虚等。虚实夹杂者,按照五行相生相克分为木郁乘土、水不涵木、木火刑金、母病及子等;按照脏腑辨证及病理产物的相互影响则更为复杂。王旭高治肝之法虽周详全面，但分散于清代医家柳宝诒等对其医案的评述之中。以《黄帝内经》和《伤寒杂病论》两部经典的肝胆理论为指导，在王旭高治肝病思想的启发下，李老根据多年积累的经验，提出肝胆病可根据本脏腑、本经、情志、其他脏腑及传变发病四大类论治。李老善用茵陈五苓散加减治肝病黄疸；用柴胡疏肝散加减治疗情志病和胁痛；用经验方柴青牡蛎汤治疗乳癖等病；遵《王旭高医案·中风门》中"眩晕不出虚、风与痰三者为患"之论，李老认为，血压偏高用西药无法控制，伴眩晕头痛者，属肾精亏虚、水不涵木、肝风夹痰上扰清窍所致，善用天麻钩藤饮加女贞子、生地黄、天竺黄等治疗。

三、肺系疾病分外感内伤论治

肺主气司呼吸，主宣发肃降，在体合皮，其华在毛，开窍于鼻。肺系疾病的发生一般多遵循由表及里的发展规律。遵前贤之经验，李老提倡从外感内伤论治肺系疾病。

（一）治外感热病活用经方与时方

李老在临证中发现，如果仅用《伤寒论》太阳病篇中的某个单方治疗新疆地区的外感热病，往往不易取效。《伤寒论·辨太阳病脉证并治》中"病在阳，应以汗解之。反以冷水潠之，若灌之，其热被劫不得去"等坏证的辨治禁忌，与当今输液治感冒疗效欠佳者的病机相类似；医家丁甘仁主张治疗外感时病，应伤寒温病统一，经方、时方并行的论断，扩宽了李老诊治外感热病的思路；吴鞠通《温病条辨·上焦篇》："太阴风温、温热、温疫、冬温……但热不恶寒而渴者，辛凉平剂银翘散主之。"李老感悟银翘散立方之意，结合本地区四季分明、昼夜温差大、人易于受凉而致皮毛腠理郁闭不宣，郁而化热，出现外感表郁热闭证，即寒包热证；以及表郁不解，病情迁延，肺气郁闭，内外合邪，热毒内蕴则易发肺炎喘嗽，但仍不离寒包热证范畴。根据多年临证经验，李老立辛凉复辛温之大法，创疏邪透表、清热解毒之法，治疗邪郁腠表的经验方银连解表汤，在疏风透表、清热解毒同时，还注重利湿化热，表里同治，并根据寒热邪气在表、入里之深浅，调辛凉或辛温用药之比例，随症化裁应用，不仅对治疗风热外感、风寒外感郁久化热、乳蛾肿、喉痹、热毒内蕴之肺炎喘嗽等肺系疾病有很好疗效，还可用于治疗瘾疹、痤疮、痄腮、鼻渊、紫斑等见邪郁卫表化热之证。

（二）治内伤咳嗽善用脏腑辨证

《素问·咳论》："五脏六腑皆令人咳，非独肺也……五脏之久咳，乃移于六腑。"明代医家张景岳主张内伤咳嗽可从肺肾同治入手，创金水六君煎。受此启发，李老认为，肺病迁延，必有兼症，母病及子，可使肾气受累，也可牵连其他四脏，治疗内伤咳嗽首重金水相生、滋肾化痰之法，兼用培土生金、化瘀止咳等。

四、治肾病水肿内外合参

《灵枢·水胀》："水始起也，目窠上微肿……足胫肿，腹乃大，其水已成矣。"说明水肿的临床症状及形成过程是由表及里、由上至下的发展过程。《素问·至真要大论》："诸湿肿满，皆属于脾。"《素问·水热穴论》："故其本在肾，其末在肺，皆积水也……肾者胃之关也，关闭不利，故聚水而从其类也。"阐述了水肿的病因病机，重点说明水肿的发生与肺、脾、肾及胃关系密切。

治疗水肿方面，《素问·汤液醪醴论》有"开鬼门，洁净府"的治疗法则；《金匮要略·水气病脉证并治》从脉证结合进一步详细论述了诸水气病的分类、成因、治法及选方用药，提出"发汗，利小便"之法，被历代医家公认为是治疗肾病水肿之大法。近代著名医家丁甘仁治水肿善用温肾助阳、逐水下行和运脾分消等法，国医大师张琪教授治肾病全面而翔实，在《脉学刍议·仲景脉学》中说："水气病脉沉小与沉滑，绝不相同。沉小是阳虚，水无以运，宜温运扶阳；沉滑是风热夹水，当以发汗清热利水。"通过多年临床实践，李老提出治肾病水肿从内外合参论治，肾病新起或久病转入急性发作期，宜用发汗清热利水等法治之，驱邪出表；病情稳定期，则内外合参，宜用温肾助阳、逐水下行、运脾分消等法，驱邪从小便而出。

五、虚实论治心，重视心脉以通为用

李老认为，心系疾病的发生与心的气血阴阳盛衰和病邪对脉道通利的影响等因素关系密切，因此临证中必须辨病邪的虚实。

（一）辨实邪

《素问·痹论》曰："脉痹不已，复感于邪，内舍于心。""心痹者，脉不通，烦则心下鼓。"通过分析条文，李老认为古代医家早已认识到心病的病因病机与邪气内侵、脉道不通有关。《灵枢·厥病》曰："心痛不可刺者，中有盛聚。"说明古人当时已认识到心痛与邪气内聚、实邪闭阻心脉有关，并提出了治疗禁忌。受《黄帝内经》理论的启发，李老诊治胸痹心痛注重分析实邪闭阻心脉的病因病机，常见的实邪有痰、瘀、寒三种，若为痰浊瘀阻、脂瘀入络、寒凝心脉等，倡导心脉以通为用的学术思想。

（二）辨虚邪

《伤寒论·辨太阳病脉证并治》曰："伤寒脉结代，心动悸，炙甘草汤主之。"从组方用药分析，李老认为炙甘草汤所治心悸与心阳、阴血不足，致脉道不充有关。心病的虚邪主要包括阳虚、气虚和阴血不足等。

（三）辨虚实夹杂

《金匮要略·胸痹心痛短气病脉证治》："胸痹之病，喘息咳唾，胸背痛，短气，寸口脉沉而迟，关上小紧数，栝楼薤白白酒汤主之。"国医大师张琪教授对其进行了剖析，他在《脉学刍议》中指出："寸口脉沉迟，关上小紧数，乃上焦阳虚，阴寒凝聚，痰浊之中夹有邪热，故脉于沉迟中带有紧促之动态，病机属寒热错杂，故脉亦错综，关上脉多有短促之象乃痰浊凝聚之候。"所以，胸痹心痛的病因病机多与心阳不足、痰浊瘀阻脉道有关。张师从虚实夹杂对胸痹的深刻剖析，影响了李老对胸痹诊治的认识。当代医家朱良春治冠心病应用活血化瘀法等的经验体会进一步开阔了李老研究胸痹的诊疗思路。李老提出，从炙甘草汤的配伍组成分析，阿胶与清酒配伍，补血与温阳通脉药并用，说明炙甘草汤所治心悸、脉结代等症，还潜藏着气虚血弱导致脉道不充、无力推动血行，产生血虚血瘀使心肌失养的夹虚实夹杂的病机。

归纳前贤各家之论，李老认为心病的发生多与心脉不通有关。病因病机有虚、实，或虚实夹杂的不同。虚证多与阴血不足、心脉不充，或心气不足、心阳不振等无力推动血行等导致心肌失养有关；实证与气滞、血瘀、痰浊等闭阻心脉有关；虚实夹杂证多因心阳不足、心气不足、心血不足与血瘀、痰浊、阴寒等实邪交互为患，使心脉瘀阻。

在治疗方面，李老综合经典及中医名家治疗心病之论，治疗胸痹重视"心脉以通为用"的学术观点。治疗心病善用益气、滋阴、理气、温阳、化痰、通脉等法兼用，使心脉得通，恢复心主血脉的正常功能。

第四节　因时因地四季健脾

根据运气理论，一岁四时化五气，风、火（热）、湿、燥、寒各随四季更迭而促万物之生、长、化、收、藏。人体五脏与四时季节相应，其中脾脏旺于四时之末。根据仲景"四季脾旺不受邪"之论，李老认为脾分旺于四季而不主时，脾胃不虚则肝心肺肾旺，不为外淫所侮，包含了治疗病本之意。痰湿形成与肺、脾、肾三脏的功能失调均有关，而脾胃则为其病变中心，因此四季健脾法可以保健防病。

一、春季特点

针对春季肝阳肝风随地气升发易动易亢、易乘脾反胃，可致眩晕、头痛、胁痛、泄泻等特点。临证中，李老善用天麻钩藤饮、柴胡疏肝散、参苓白术散等为主方，以平肝息风、疏肝和胃、健脾止泻之品，兼顾肝脾胃三者。常用药对有：柴胡配白芍疏肝柔肝；蔓荆子、炒蒺藜与桑叶、菊花配伍清肝明目治头痛、眩晕；配以茯苓、白术、泽泻健脾泻浊，加炒麦芽疏肝和胃，助脾胃生发之气。诸药随症加减，以防肝气太旺克伐脾胃戊土。针对春季脾胃肠病易发泄泻者，用柴胡、炒白术与防风配伍，疏肝健脾、祛风胜湿止泻，因时制宜。

二、夏季特点

针对夏季本地区气候炎热干燥，居民饮多贪凉等生活习惯，李老提出，夏季本地区脾胃肠病，以寒湿损伤脾胃者高发，临证善用藿香正气散、参苓白术散等。对于慢性病患者见舌苔白腻者，常在专病方中加用砂仁、佩兰、炒苍术等健脾化湿之品以健运脾胃，防凉饮碍胃，变生他证，属既病防变之法。

三、秋季特点

针对秋季燥气渐生，本地区日间燥热，夜间风大寒甚等特点，李老提出秋季本地区患者高发燥热与寒邪相兼为患的寒包热证的感冒，治感冒不忘养阴清燥，善用银连解表汤加沙参等清燥润肺、养胃生津之品；秋燥夹寒伤肺，耗伤肺中津液，易炼液成痰，使慢性肺病患者诸病加重，李老提出秋季治疗慢性肺病，用药需兼顾秋燥与寒、痰交互为患的病机，用沙参与胆南星、生姜配伍以养胃生津，清肺化痰，防燥寒之邪伤肺。

四、冬季特点

冬季本地区气温骤降，身体相应则阳伏阴藏，卫表固密，以防邪气内侵损伤人体。对于虚寒性疾病患者遇此季节则易使病情加重的特点，李老提出此季节是治愈虚寒性疾病的最佳时机，温补之品既与病和，又与季节相应，临证宜用温脾扶阳之品，加人参、白术、附子、干姜、巴戟天等温肾健脾扶阳之品，一则益气健脾、温肾扶阳助虚寒性疾病康复，二则先后天同补，助肾精封藏，使来年机体健壮。针对本地区冬季风寒之邪偏甚，易导致风寒闭肺化热产生肺炎喘嗽、哮病或咳嗽等病，李老善用麻杏石甘汤化裁治疗，患者高热不退，咳嗽、气喘、气憋等症状危重时，使用炙麻黄和生石膏，常用剂量分别在 6g 和 30g，甚至更多，待患者病情平稳后，及时调整二药的用药剂量，以防麻黄发汗太过伤津，石膏过寒伤及脾胃。

第五节 重视气机升降出入

李老认为，气机升降出入是人体维持生命活动的内在运动过程，也是人体气血阴阳平衡的基础。因此，李老在疾病治疗中非常重视调畅气机，这亦是其学术思想之一。

《素问·六微旨大论》："故非出入，则无以生长壮老已；非升降，则无以生长化收藏。"气机升降侧重于脏腑之间的气机回旋，体内的气化过程；气机出入侧重于人体内部与外界的气体交换和物质交换。呼吸运动的出入赖以肺气的宣发肃降，呼吸吐纳的正常节律赖以肺肾之气的升降；消化吸收赖以脾胃之气的升降；人体新陈代谢，赖以肝气的疏泄条达、肺气的宣发肃降、心火的温通下行、肾水的蒸腾气化上升、脾气的升发、胃气的通降等共同完成。因此，李老认为气机升降与出入是两对矛盾运动的统一体，它们既对立又统一，相互制约而又相互为用，共同完成饮食水谷的消化吸收，呼吸的出入吐纳和人体新陈代谢等。

清代叶桂《临证指南医案·脾胃》："脾宜升则健，胃宜降则和。"受叶氏脾胃升降理论启发，李老认为脾胃升降理论不只限于调节脾胃的升清降浊功能，对肠道疾病导致的中焦气机郁滞证也适用，李老治脾重视健脾升清，益气升阳等法，治胃肠重视以通为用、以降为和、行气消积等法。李老提出，健脾升清之法有二：一曰健脾运湿复升清之法，常用炒白术、苍术、茯苓等健脾化湿的药对；二曰醒脾开胃佐升清之法，常用半夏、干姜、草豆蔻等温中行气、醒脾和胃的药对。和胃降逆有三法：一曰养胃生津助通降法，常用生白术配沙参等生津养阴药对；二曰苦降泻浊法，如黄连、黄芩等苦寒泻浊；三曰用苦泄辛开的两性之品协助、调和脾胃气机升降，常用厚朴、炒枳实、草豆蔻配伍，取其性苦助胃通降，辛散之性助脾升清，辛苦合用恢复脾胃对中焦气机的调节作用。

治疗情志病、郁证、胁痛、乳癖、失眠等病，李老重视疏肝理气、健脾和胃、化痰散结等法的灵活应用。对于情志病，症见心烦易怒、情绪波动、情志不畅、思绪烦乱等，善用疏肝理气兼调养心脾法，常用柴胡疏肝散合甘麦大枣汤加合欢皮、百合等；对于郁证，善用疏肝理气与健脾化痰等法配合，常用加味逍遥丸化裁；对于痰凝气滞导致的胁痛和乳癖等病，善用疏肝健脾、化痰散结之法，用自拟经验方柴青牡蛎汤化裁；对于痰气交阻导致的梅核气等病，善用疏肝理气、化痰散结之法，常用半夏厚朴汤化裁；对于气滞与痰热交互为患导致的失眠，善用疏肝理气、清热化痰、宁心安神之法，常用柴胡疏肝散和黄连温胆汤合方化裁，临证加琥珀、石菖蒲、炒酸枣仁、制远志等。

第六节　寒热错杂因地制宜

根据新疆气候和居民的饮食习惯等点，李老善用寒热错杂理论辨治患者的胃肠、肺、肌肤等系统病，这也是其学术思想特色之一。

李老认为，本地区居民大多有夏季饮冷贪凉解暑消渴、冬季偏食辛辣之品驱寒的饮食习惯，易导致脾、胃、肠受损，也是产生脾寒胃热病理机制的原因。李老认为，患者反复饮冷贪凉，胃黏膜受寒邪冰伏易使脉络血运不畅，并易损伤中阳，使中焦虚寒渐生。脾阳不运，脾寒自生，肠腑失其温煦，产生脘腹疼痛、泄泻等症；反复饮食辛辣偏热易使胃腑积热，胃黏膜损伤，并使胃肠津液暗耗，产生纳呆、嘈杂、便秘等症。脾寒胃热交互为患则易导致中焦气机升降失和，使胃肠通降失司，产生胃腑积滞化热，进一步加重病情，造成脘腹疼痛、嗳气、嘈杂、大便干稀不调等症反复发作。这与《素问·阴阳应象大论》"水谷之寒热，感则害于六腑"的病机有相似之处。

李老治疗寒热错杂证善用辛苦配伍之法。他秉承《素问·阴阳应象大论》"气味辛甘发散为阳，酸苦涌泄为阴"的理论，临证中常用药对。如半夏、干姜配黄连治中焦寒热错杂之纳呆、胃痛；半夏、竹茹配黄芩，治胆胃不和之呕逆。气滞较重之胃胀、嗳气者，加厚朴、草豆蔻等。常用寒热并用、辛苦并投等法调和脾胃，恢复脾胃升清降浊之职，促进脾胃运化功能的恢复。遵仲景辛开苦降之法，李老善用黄连汤升清降浊，以恢复脾胃运化之枢，治疗寒热错杂之脘腹疼痛等症；以半夏泻心汤醒脾和胃，消胃脘痞满、腹鸣、干呕等症；用升阳益胃汤益气升阳，健脾和胃，兼祛外邪。

根据本地区气候四季分明、昼夜温差较大的特点，李老认为起居失宜，易感寒邪，导致寒郁卫表，里热不能外透，产生寒包热的肺系疾病，以外感发热、乳蛾肿、咳嗽、肺炎喘嗽、鼻渊等病多见。

对寒包热导致的感冒、乳蛾肿等病，李老立辛凉复辛温之治则，拟疏邪透表、清热解毒之法，用经验方银连解表汤治之；治寒热错杂之咳嗽，常以辛温辛凉并用，以银连解表汤和止嗽散加减治疗；对表郁热闭的肺炎咳喘，用宣肺透表兼清里热之法，用麻杏石甘汤和银连解表汤合方化裁；治鼻渊用辛凉透表、化饮除痰之法，以银翘散合苍耳子散加减治之。

对于反复发作的荨麻疹，多因湿热内郁，肺气不足，卫表不固。卫表不固则易受风寒之邪，邪郁卫表，腠理失宣，里热不透，产生风寒束表、热闭于里的寒包热证。临床表现以皮肤风团或红或白，或红白相间，此起彼伏，瘙痒难忍为特征。发病时皮疹似空中之云雾，时隐时现，乃风邪之所为；皮疹色红，乃里热之邪透表之象，色白为寒邪或表虚夹风之征；瘙痒难忍，乃风湿热邪淫于血脉，或风热偏盛，或风盛血燥之象。

第七节　百病生于脾胃立论

《素问·灵兰秘典论》曰："脾胃者，仓廪之官，五味出焉。"说明脾胃主饮食的受纳和消化，是后天之本，水谷精微靠脾胃的功能而得以消化、吸收和转输，是气血生化之源。《黄帝内经》中有关脾胃的论述为后世医家对于脾胃的认识奠定了基础。

仲景先圣"脾胃为本"的学术思想引导了脾胃理论的发展。仲景在未病先防、养护脾胃方面为后世医家的脾胃理论研究指明了方向。李老指出，《伤寒杂病论》全书有100多首方中将调摄养护脾胃的思想贯穿始终。即使是伤寒病证的发生、演变、治疗、预后，也与脾胃密切相关。在辨证施治时，张仲景多采取"攻而不过，中病即止"的原则，以保护胃气。在应用发汗解表药时，汗出即可停用发汗药物。因为开发腠理、解肌祛邪的同时，容易损伤脾胃之气。即使病愈，仍需通过调理饮食来保养胃气。一旦胃病则可影响他脏，或者他脏病变亦可殃及脾胃，从而发生脾胃病机的五行传变。

通过细心研读《黄帝内经》及《伤寒杂病论》，李老发现后世医家多有借鉴以上两本经典的学术思想，其中李东垣的脾胃理论进一步推动了相关领域的发展。如《素问·平人气象论》："人以水谷为本，故人绝水谷则死。"李东垣继承了《黄帝内经》关于脾胃理论的阐述，并将脾胃的运化滋养作用与元气的化生紧密联系在一起。如《脾胃论·脾胃虚实传变论》曰："元气之充足，皆由脾胃之气无所伤，而后能滋养元气；若胃气之本弱，饮食自倍，则脾胃之气既伤，而元气亦不能充，而诸病之所由生也。"李东垣认为真元之气由先天精气与后天谷气合并而成。人出生后，先天之气已定，其形体的供养均赖后天脾胃所生的谷气来补充。脾胃气弱则谷气难增，而真气自难充实而体生多病。故强调脾胃气盛则真气盛，真气盛则病少而延寿。同时李老也参考其他医家的脾胃学说，如张锡纯提出的劳瘵发病与脾胃不健有关，《医学衷中参西录·治阴虚劳热方》："脾胃健壮，多能消化饮食，则全身自然健壮。何曾见有多饮多食，而病劳瘵者哉？"秉承各医家之卓见，结合临床经验，李老提倡培土以滋养元气，培土兼调诸脏的观点。故而在临床中，李老很注重顾护胃气。除用半夏、陈皮、茯苓、炙甘草等健脾化痰、助脾运化之外，常配伍厚朴、谷芽、枳实等药对助胃受纳腐熟水谷，同时加强胃的通降功能。

第八节　外感内伤顾护脾胃

李老认为，仲景《伤寒论》是广义的伤寒，为诊治外感热病的基础，而后世的《温热论》集成并补充发展了外感热病等诊治理论。通过结合脏腑、经脉的病机变化，以及病邪与正气消长的临床特点，外感热病分为阴阳两类，即三阳和三阴。多数情况下，如果致病邪气盛而体内正气尚未衰败，可以归属为三阳病证，其治疗方法则以祛邪为主要途径；如果正气已经虚弱衰败，可以归属为三阴病证，其治疗方法应该以匡扶正气为主。在六经病证中，太阳主表，阳明主里，少阳主半表半里，太阴、少阴和厥阴统属于里。不仅如此，太阳、阳明和少阳病证以六腑病变为基础，太阴、少阴和厥阴病证以五脏病变为基础，其经络、脏腑的病机变化也能反映六经病证。外感热病外因是感受风寒，内因在于气虚，湿聚成痰，痰阻气机，脾不运化产生的类证，可以结合临床表现来辨识。因此，李老认为外感热病多致正气虚损，扶正解表和顾护脾胃并用可以缩短病程，提高临床疗效。

李老还认识到，内伤杂病由于病情缠绵，病程较长，正邪双方交织缠绵，对人体的精、气、血、津液耗伤较为严重。有部分患者在与病邪的抗争中，即使正气略占上风，也是一种虚象，往往逐渐转成慢性而不能痊愈。其发病过程主要是"正气虚损"，而不是"邪气独盛"。因此，临证中的治疗法则要依据这一特点，以扶助正气为主要方面，注重脾胃的养正作用，正气盛则邪气自衰。此外，由于内伤杂病的发生发展过程是一个逐渐积累加重的过程，通过治疗后机体的恢复也应该是循序渐进逐步恢复的过程，并不能急功近利。在用药方面，李老还强调，经方的药物配伍剂量及特殊煎服方法不容忽视。临证中遇疑难杂病，应谨守病机，循证用方，即使专病专方也应随症加减，不拘泥于常量及组方规律，经方、时方、药对并行，参以养胃开胃、促进脾胃运化之品，常会取得较好的疗效。

第九节　杂病从脾胃辨证论治

李老通过学习中医经典，并在实践中逐渐体会研究，创立了杂病从脾胃论治的辨证体系，临证中尤其注意顾护脾胃，重视脾胃的养正作用。李老临床诊病过程中，始终把握：详细询问病史、既往情况、饮食生活习惯，并参考现代科学技术检查的结果，辨证分析证型，特别强调脾为后天之本，气血生化之源，胃主受纳腐熟，人以胃气为本。

施治中以脾胃为本，联系各个脏腑机能，谨循病因、病性、病机以及具体病位，每获良效。

在长期临床工作实践中，结合对《黄帝内经》《伤寒论》《金匮要略》《脾胃论》，以及历代脾胃学派医家著作的理解领悟，对脾胃学术思想精髓加以升华和运用，形成了对杂病治疗从顾护脾胃入手的中医临床思维模式。

"杂病"一词最早出现于《黄帝内经》之中，《灵枢·杂病》篇则专论杂病的治疗。《伤寒论》序中云："勤求古训，博采众方，撰用《素问》《九卷》《八十一难》《阴阳大论》《胎胪药录》，并《平脉辨证》，为《伤寒杂病论》，合十六卷。"《中国医学大辞典》曰："外感病外，统称为杂病，《金匮要略》一书则为杂病治疗最早的依据。"

李老勤于临床，年门诊量多在一万六千人次以上，所治病种较多，无论外感热病，亦或内伤杂病均不鲜见。临证中杂病又明显居多，此类患者的临床症状庞杂，就诊时所提供的资料有西医对疾病的多种诊断。李老熟读经典，对于这样复杂的疾病，常常以"上下俱病，但治其中"来告诫我们。这个"中"字，即是指"中焦"，亦指中焦脾胃是治病的切入点。治疗这类杂病就是要抓住脾胃这个重点。杂病治疗中李老依据《金匮要略·血痹虚劳病脉证并治》中"虚劳里急，悸，衄，腹中痛，梦失精，四肢酸痛，手足烦热，咽干口燥，小建中汤主之"。小建中汤证可谓复杂，既有里急腹痛的下部阴寒征象，又有咽干口燥、衄血的上部阳热征象，还有四肢酸痛的外寒征象和手足烦热的热征象。当遇到这种复杂病证，仲景训示我们"小建中汤主之"，健中焦脾胃之气，则上下内外、寒热诸症均可解除。缘于此，李老认为，中焦脾胃是营卫气血流行的枢纽，是阴阳之气升降出入的机要。脾胃得健，则营卫流行而不失其和，中气立则阴阳相循，如环无端，其病证自然消除，机体恢复正常。

对于脾胃在疾病发生、发展和治疗中的重要作用，古圣先贤均有论述。《灵枢·本神》："脾藏营，营舍意，脾气虚则四肢不用，五脏不安。"张志聪《灵枢集注·本神》注："土灌四脏，是以五脏不安。"由此可见脾胃在脏腑发病中的重要性。李中梓《伤寒括要·卷下·太阳篇七十三方·小建中汤》："脾居四脏之中，生育营卫，通行津液，一有不调，则营卫失育，津液失行。"五脏失去所育所行，自然会有疾病发生。阴阳失去所育所行，也自然会导致阴平阳秘状态失常。仲景《伤寒论》《金匮要略》以小建中汤为例，示范以脾胃论治杂病的思路和方法。《伤寒论·辨太阳病脉证并治中》："伤寒，阳脉涩，阴脉弦，法当腹中急痛，先与小建中汤，不差者，小柴胡汤主之。"国医大师张琪认为"阳脉阴脉指浮取沉取"，浮取涩，是营血不足，沉取弦是腹中痛，先以小建中汤，温建中脏，痛去病愈则可。如果痛仍不解，继以小柴胡汤，疏肝和胃，法度井然，以丹波元简之说"先补后解，乃仲景神妙之法"。《伤寒论·辨太阳病脉证并治中》："伤寒二三日，心中悸而烦者，小建中汤主之。"这里心悸为阳虚，心烦为阴虚，治疗以小建中汤建中气、调营卫，中气立、脾胃健则烦悸可愈。《金匮要略·黄疸病脉证并治》："男子黄，小便自利，当与虚劳小建中汤。"尤怡《金匮要略心典·黄疸病脉证并治》："黄疸之病……不热而寒、不实而虚者，则变攻为补、变寒为温，如小建中汤之法也……仲景论黄疸一证，而于正、变、虚、实之法，详尽如此，其心可谓尽矣。"《金匮要略·妇人杂病脉证并治》："妇人腹中痛，小建中汤主之。"尤怡《金匮要略心典·妇人杂病脉证并治》注："营不足则脉急，卫不足则里寒，虚寒里急，腹中则痛。是必以甘药补中缓急为主。"前人对于小建中汤的一些注解值得我们推敲学习，尤怡《金匮要略心典·血痹虚劳病脉证并治》："人生之道，曰阴曰阳，阴阳和平，百疾不生。若阳病不能与阴和，则阴以其寒独行，为里急，为腹中痛，而实非阴之盛也。阴病不能与阳和，则阳以其热独行，为手足烦热，为咽干口燥，而实非阳之炽也。"临床中我们需要注意，如果错误地以热攻寒，以寒攻热，则往往导致寒热内贼更甚，以甘酸辛药和合，经过调节，使得阳就于阴而寒得温，阴就于阳而热得和。脾胃位于中焦，饮食化生为水谷精微物质，充于营血，转输至脾胃，使得中气得立，而营卫流行不息。中焦脾胃恰如一个轴心，是阴阳循行的枢机，所以欲立中气需健脾胃，建中汤的使用很重要，需认真探究，不断学习、运用。脾胃得健，中气得立，则阴阳循环生生不息，如环无端，不会出现偏差。这其中说明疾病的临床辨证、论治、立法、处方技巧往往以脾胃为基，对我们进一步拓展从脾胃论治杂病的思路更有指导意义。

第十节　难病从中重视脾胃

《灵枢·五味论》："五味入于口也，各有所走，各有所病。"《素问·生气通天论》："病久则传化，上下不并，良医弗为。"受《黄帝内经》理论启发，李老认为各种疑难重病，久病传化，耗伤五脏气血，同时病传伤中，导致中焦气机升降失调，必有碍中焦脾胃的运化功能，使气血化生乏源，产生纳呆、乏力等症。脾胃失健，气血化生不足，脏腑失养，而使疾病不易治愈。在诊治疑难重病方面，李老提出"病传伤中"的理论观点，临证中注重"难病从中，脾胃健则痼疾除"的诊疗思路。

治疗疑难重病，李老认为恢复中焦气机升降和脾胃运化功能是其关键。治疑难重病其善从顾护脾胃入手，时时注重脾胃的养正作用，正如李东垣《脾胃论·脾胃胜衰论》所云："胃中元气盛，则能食而不伤。"对病情危重食少纳呆，正不胜邪者，李老善用叶天士《临证指南医案·虚劳》"食物自适者，即胃喜为补"之法。在使用专病专方辨证治疗的同时，李老以患者所喜饮食为补，以养胃气，取其醒脾开胃之用，促进脾胃运化功能的恢复，以养正气，临证中有养正抗邪之妙用；对病重但正气不虚者，李老遵仲景"攻而不过，中病即止"的原则，注重专病专方中某些用药的量和疗程的把握，以保护胃气。

第十一节　怪病异证多责于痰

痰是体内津液停聚所形成的稠浊而黏滞的病理产物，多因脏腑气化功能失调，水液代谢障碍而产生。对痰的认识，最早见于仲景《金匮要略·痰饮咳嗽病脉证并治》，此后诸医家提出百病兼痰学说。《脉症治方·卷四·痰门·诸痰》所载朱丹溪云："诸病寻痰火，痰火生异症。痰之为物，随气升降，无处不到。"《医述·卷十·杂证汇参·痰》"痰为诸病之源，怪病皆由痰而成也。"朱丹溪说："百病多兼有痰。"古代医家普遍认为"怪病、难病"多药少效时，宜用治痰之法，多会取得较好的疗效，李老非常认同诸家之论。痰证的形成无外乎外感六淫、内伤七情和饮食劳逸。《景岳全书·杂证·痰饮》："风寒之痰，以邪自皮毛内袭于肺，肺气不清，乃致生痰，是即伤寒之类。"此为外感六淫所致；

《儒门事亲·卷三·饮当去水温补转剧论二十四》:"夫愤郁而不得伸,则肝气乘脾,脾气不化,故为留饮。"为内伤七情。《临证指南医案·湿》:"若内生之湿,多因茶汤生冷太过,必患寒湿之证。"此为饮食所伤。《儒门事亲·卷三·饮当去水温补转剧论二十四》:"人因劳役远来,乘困饮水,脾胃力衰,因而嗜卧,不能布散于脉,亦为留饮。"此为过劳所致。

痰的产生与脏腑的功能密切相关,脏腑中的肺、脾、肾、肝、三焦、膀胱与痰的代谢联系最为密切。肺为水之上源,主宣降,输布津液,通调水道;脾主运化水湿;肾阳主水液蒸化;肝主疏泄,有利于水液输布;三焦为水液运行的通道;膀胱为州都之官,主贮尿和排尿。故肺、脾、肾、肝、三焦及膀胱功能失常,均可聚湿而成痰。所以,水湿痰饮等邪多由外感六淫、内伤七情或饮食劳逸等,使肺、脾、肝、肾、三焦及膀胱等脏腑功能失常,水液代谢障碍,以致水液停滞而成;同时水、湿、饮等邪均可渐聚生痰。

李老辨疑难病还重视痰瘀为患。根据多年临床经验,认为痰致病的症状,多表现为咳嗽咯痰,胸脘痞闷,呕吐痰涎,头晕目眩,形体肥胖,或表现为癫、狂、痴、痫等精神错乱症状。痰饮多阻滞气机,阻碍气血,导致痰与气或瘀血互结为患,致病广泛,变化多端,病势缠绵,病程较长,逐渐形成有形之症,如瘰疬、瘿瘤、肿瘤等,还容易扰乱神明。

　　针对当下心脑血管病和代谢性疾病高发的特点，李老还重视痰浊为患的病因病机研究。李老认为当代人饮食结构中膏粱厚味偏多，加之暴饮暴食，或嗜食肥甘，阻碍脾胃运化，水谷不化精微，导致津液代谢异常，湿聚生浊、成痰，形成脂浊、痰浊等病理产物，产生脂瘀入络等络脉病变；或脂浊、痰浊瘀阻，交互为患，化热伤阴，产生消渴等代谢性疾病。诚如明代龚信《古今医鉴·痰饮》所说"痰属湿，乃津液所化。或因风寒湿热之感，或七情饮食所伤，以致气逆液浊，变为痰饮。或吐咯上出……或流注经络四肢，随气升降，遍身无处不到。其为病也，为喘为咳，为恶心呕吐，为痞隔壅塞，关格异病，为泄利，为眩晕，为嘈杂，为怔忡惊悸，为癫狂，为寒热，为痛，为胸膈辘辘有声，或脊背一点常如冰冷，或四肢麻痹不仁，皆痰所致。百病中多有兼痰者。"《类证治裁·卷之二·痰饮论治》："夫清澈为饮，稠浊为痰……在肺则咳，在胃则呕，在心则悸……在经络则肿，在四肢则痹，变幻百端。"总之，痰之为病，症状多为复杂，见症多端，故古人有"百病多因痰作祟""怪病多痰"等说法。

第十二节　健脾泻浊治痰湿

　　《素问·至真要大论》云:"诸湿肿满,皆属于脾。"其含义阐明了"湿、肿、满"产生的机理。因此,在临床中,"湿、肿、满"皆可从脾来论治。而内湿之生,多由脾运不健,水谷之湿不化,或由恣食生冷肥甘,痰湿内蕴所致。外湿乃六淫之湿邪,伤之于雾露之湿或久卧湿地。《素问·经脉别论》:"饮入于胃,游溢精气,上输于脾,脾气散精……下输膀胱,水精四布,五经并行。"饮食水谷通过胃的游溢,脾的散精而成津液。其水液运行输布,又依赖于脾的转输上行,肺的宣降以通调水道和肾的蒸化开合,分清泌浊作用,而其首要在于脾胃。脾位居中焦,不但是人体气机升降运动的枢纽,而且是水液代谢的重要场所。"胃为水谷之海",脾主运化而为胃行其津液。脾健胃和,运化正常,则津液和调,化生水谷,使得精微物质以洒陈六腑而益气,调于五脏而生血。《医宗必读·痰饮》:"脾土虚湿,清者难升,浊者难降……瘀而成痰。"说明痰饮乃水湿积聚而成,造成水湿积聚之由,又因于脾胃之虚。根据仲景《金匮要略·脏腑经络先后病脉证》"四季脾旺不受邪"的理论,脾分旺于四季而不主时,脾胃不虚则肝、心、肺、肾旺，不为外淫所侮，包含了治疗根本之意。痰湿形成，与肺、脾、肾三脏的气化功能失调均有关，而脾胃则为其病变中心。《脾胃论·肺之脾胃虚论》："脾胃虚则肺最受病。"如脾胃虚弱，上不能输化散精以养肺，俾肺气亦虚，易受外邪所犯，肺之敷布津液，通调水道功能失职，水液内停聚而为痰饮。另外，脾胃运化不及，水谷不化精微而为痰饮，上渍于肺，令人喘息咳唾。正如《素问·咳论》所言："聚于胃，关于肺。"对此类病机明代医家李中梓在《证治汇补·痰证》中做了经典概括："脾为生痰之源，肺为贮痰之器。"《素问·痹论》："饮食自倍，肠胃乃伤。"说明饮食过饱，易使脾、胃、肠自伤，使脾虚运化失健，湿浊内生，反困脾碍。因此，李老提出，"脾虚生浊论"。治疗慢性代谢性疾病，李老多从"健脾泻浊"取法。

　　李老与新中国同龄，经历了"文革"、改革开放、高速现代化发展的阶段。《素问·六节藏象论》云："不知年之所加，气之盛衰，虚实之所起，不可以为工矣。"《素问·阴阳应象大论》云："故治不法天之纪，不用地之理，则灾害至矣。"从时代变迁，生活水平的改变，提出今时之人多饮食不节，易食肥甘厚味者，伤及脾胃，脾虚而致痰湿作祟，从而使代谢产物蓄积，产生痰饮、脂浊、瘀血阻于络脉，产生脂代谢异常、痛风等各种慢性代谢性疾病。由于现代社会发展迅速，工作节奏加速，常伴有肝失条达、肝气过旺之征兆，一旦失常则肝病及脾，形成"木横乘土"之候，故又提出肝脾并调，除湿泻浊之法。

概而言之，受历代脾胃学说影响，在前贤高度概括的基础上，结合当今社会发展及生活环境的变化，李老创立了较为完善的辨治慢性代谢性疾病，即中医痰湿病的理论体系。

第十三节　脾虚痰浊重在扶阳

随着社会发展、饮食结构的变化，血脂异常已经成为危害群众身体健康的主要疾病之一。血脂异常属于代谢性疾病，它对人类健康的损害以心血管系统为主，是动脉粥样硬化的主要病因之一，因此预防和治疗血脂异常是防治心脑血管疾病的主要目的。

中医学虽无"血脂"的概念，但与"脂膏"概念相类，每常膏脂并称，或以膏概脂。认为此类疾病多由过食肥甘、膏粱厚味之品，或七情所伤，脾肾气虚，肝胆失调等所致。

《灵枢·五癃津液别》云："五谷之津液，和合而为膏者，内渗入于骨空，补益脑髓，而下流于阴股。"指出膏由水谷化生，随津液的流行而敷布，有注骨空、补脑髓、润肌肤等作用。而"百病皆生于痰"的说法，历代医家多认为此说首创于元代医家王珪《泰定养生主论》，然而《诸病源候论》中早已提出了痰的病变特点。其中《诸病源候论·卷二十·痰饮病诸候·诸痰候》："诸痰者，此由血脉壅塞，饮水积聚而不消散，故成痰也。或冷，或热，或结实，或食不消，或胸腹痞满，或短气好眠，诸候非一，故云诸痰。"明确指出了痰积体内，可导致多种病理变化，其临床表现复杂。

中医学认为，年老气衰，气血津液运行迟缓，津液凝聚为痰。李老认为此乃年老脏腑功能减退，脾虚运化不健，肾虚温煦作用减退，水反侮土，脾虚不能运化水湿，水湿泛为痰浊所致。正如《景岳全书·痰饮》所说："痰之化无不在脾，而痰之本无不在肾。"其又云："津液者血之余，行乎脉外，流通一身，如天之清露。若血浊气浊，则凝聚而为痰。痰乃津液之变，如天之露也。故云痰遍身上下，无处不到，盖即津液之在周身者。"因此，早在古代，医家们就已经认识了痰浊的本质。总体说来，痰浊的本质就是指在人体生理过程或病理变化过程中，应当排出体外而未排出，逐渐在体内堆积起来的代谢产物过量蓄积，形成的一种病理状态。

一、脾虚痰浊证的病因病机

痰的来源有内源性和外源性两个方面。外源性的多是嗜食肥甘厚味之品，生湿成痰，所谓"肥甘生痰"之说。内源性的多是脏腑失调，尤其是脾功能失调，水谷运化输布失常，湿邪内生，聚而滋生痰浊。这与西医学认为血脂升高是由于外源性的脂质摄入过多，或者体内脂质代谢失常所致的认识相吻合。脾主运化，为后天之本、膏脂精微生化之源。《素问·经脉别论》云："饮入于胃，游溢精气，上输于脾，脾气散精，上归于肺，通调水道，下输膀胱。水精四布，五经并行。"这说明水谷精微的运化输布，无不在于脾。"游溢精气"和"脾气散精"也包括了脂质的生成与转输。正常状态下的脂是生理性的，为人体气血精微的组成部分，参与营养和代谢。若脾运不健，输化失常，水谷精微不归正化，则形成病理性的痰湿脂浊。尽管本病的产生由于脾失健运，水谷不化精微，聚湿生痰，痰浊内阻，肾精失滋，脾损及肾而致肾气亏虚，或痰郁化火，伤及其阴，而致肝肾阴虚，但其根源在于脾失健运、痰浊内阻这一病机的演变。因此李老认为，脾是影响脂浊成化的关键，脾的运化功能失常是引起血脂异常的重要病机。

明代张介宾认为脾家痰证属虚者，为土衰不能运水所致；属实者，为湿滞太过，或饮食太过使然。明·龚廷贤《寿世保元·卷二·饮食·大补枳术丸》云："痰者，病名也。生于脾胃，然脾胃气盛，饮食易克，何痰之有？"痰之为物，无处不到，且随人体禀赋及兼夹邪气之不同而见症多端，病理上能阻气机之周流，碍清阳之运转，既可痞塞中焦，又复能流窜髓络，阻碍枢机升降，病邪盘踞，大气趋旋，耗伤津液，使五脏咸失所养，其见证顽固善变。

若饮食生冷，损伤脾阳，寒从中生，形成中焦虚寒证；或元阳不足，命门火衰，脾失温煦，则运化不及。因此，赵献可《医贯·卷之六·后天要论·补中益气汤论》谓："饮食入胃，犹水谷在釜中，非火不热，脾能化食，全借少阳相火之无形者，在下焦蒸腐，始能运化。"《张聿青医案·卷十五》："脾胃之磨化，尤赖肾中一点真阳之蒸变，炉薪不熄，釜方成。"均道出了脾之健运，有赖于阳气的温煦和推动的特点。

二、脾虚痰浊证的临床表现

脾虚痰浊证患者多表现为形体日趋肥胖，或肌肉松软，倦怠乏力，掌厚指短，手足作胀。舌体较正常人略显弛纵、胖大，苔白腻。脉象可见沉细。

实验室检查则多见血浆中胆固醇和甘油三酯等含量增高。血脂异常，早期可无症状，有些人只表现为形体肥胖，但实际上已发生内在病变，如血黏度增大，动脉壁因脂质沉着而变性，血管壁内膜形成不稳定的粥样硬化斑块，管腔逐渐变狭窄，成为中风病和胸痹心痛的潜在诱因。

三、脾虚痰浊证的治则

以脾虚痰浊所致血脂异常的特点为脾阳虚衰，中阳不足，脾失健运，痰浊偏盛。脾气虚弱，则运化转输无力，水谷精微失于布散，化为膏脂和水湿，留滞体内而致肥胖。肾阳虚衰，则血液鼓动无力，水液失于蒸腾气化，致血行迟缓，水湿内停，脏腑损伤均可导致气机不畅，津液输布的异常，使痰瘀湿浊内停而致形胖。脾失健运，则气血生化不足，气机阻滞而手足作胀；肢体肌肤失于濡养，故倦怠乏力，形胖肢肿；舌胖，苔白腻，脉沉细皆为脾阳虚，湿浊盛之象。

以化脂汤化裁，临证灵活加减治疗脾虚痰浊证。因痰来源不同，故祛除痰邪的方式也有所不同，或因肥甘生痰者，多脾失健运，且水湿为阴邪，久滞则阳气受损。李老认为，除健脾渗湿之外，需要截断聚湿源流，扶助阳气。故治宜温中健脾，温通脾阳；并扶助肾阳，以化痰湿。两阳相长，则达散寒祛湿目的。同时，泻浊通便，荡涤积滞，使三焦通畅，痰湿可祛。故此法以扶阳健脾，化痰泻浊，补益正气为目的。

第十四节　倡导三法辨治肿瘤

　　恶性肿瘤是一种难治又多发的疾病，不但影响患者生存质量，还给患者生命带来严重威胁。西医学主要以手术配合放疗、化疗等为治疗手段，能使部分患者生命得以及时挽回。但仍有一部分患者由于正气虚损严重，不能耐受手术、放疗、化疗等治疗手段，故而寻求中西医结合的治疗方法，或采用纯中药治疗手段。

　　李老在诊治恶性肿瘤方面取得了一定的临床经验。他认为，恶性肿瘤的发生与环境因素、患者不良生活习惯等关系密切。一旦发病，由于毒瘤侵蚀，在发病脏腑功能严重受损的同时，患者正气亦严重亏虚，无力抗邪，而且病伤传中，严重影响患者脾胃的运化功能，胃纳减退，使气血化生乏源，促使病情恶化。

　　在治疗恶性肿瘤方面，运用中医手段，重视肿瘤的发病脏腑与脾胃同治等方法的联合应用，倡导"三法"并进，是李老治疗肿瘤病的特色之一。

一、辨病辨证

临证中提倡辨病辨证结合，用中药改善患者的脏腑功能失调，这是李老治疗恶性肿瘤的特色方法之一。守《金匮要略》专病专方之旨，辨病辨证结合，随症加减。选用抗癌、散结、解毒、化瘀、消痰之品是李老的用药经验。临证中李老善于总结归纳各系统癌症的临床治疗经验，拟定行之有效的经验方，治肺癌从肺肾同治入手，善用金水六君煎化裁治疗；治肾癌从脾肾同治入手，善用五苓散化裁治疗；治肝癌从肝脾同治入手，善于四逆散化裁治疗等。

二、顾护脾胃

李老认为，顾护脾胃以养正气，提高患者生存质量，亦是其治疗恶性肿瘤的特色方法之一。临证中遵《黄帝内经》之旨，时时顾护胃气，补土以生津液，促气血化生以养正气，扶正抗邪。常用茯苓、甘松、焦三仙等健脾和胃、醒脾消积之品，助脾胃运化；对胃气虚弱者善用《临证指南医案·虚劳》中"食物自适者，即胃喜为补"之法，以振奋脾胃之气；对苔腻、纳呆、呕恶者，李老善用枇杷叶、竹茹、炒苍术、焦三仙等配伍，以燥湿化痰，降逆和胃，清除痰湿之患。

三、渐图缓攻

遵叶氏《临证指南医案·诸痛》"久病当以缓攻，不致重损"之理论，李老临证注重正邪兼顾、渐图缓攻的解毒散结之法，此亦是李老治疗恶性肿瘤的特色方法之一。李老经多年临床实践发现，鳖甲煎丸配合汤药口服，对抑制肿瘤生长、扩散效果良好。他认为鳖甲煎丸具有正邪兼顾等多种功效：一是该方中含桂枝加人参汤方意，能调营固表；二是该方中含小柴胡汤方意，能调理少阳枢机；三是该方中含承气汤方意，能通腑泻浊，还有瞿麦配石韦利尿泻浊，两组药物配合能给邪出路；四是该方有大黄䗪虫丸方意，能破血消癥；五是该方有鳖甲与诸虫类药等配伍，能活血破瘀，软坚消癥；六是该方中人参配阿胶补气养血，扶正抗邪，同时能兼顾诸攻伐之品久用损伤正气之弊等。李老强调，汤药与鳖甲煎丸配合，对于正虚邪盛的癌症患者来说，既能达到解毒消癥不伤正气的目的，还能减轻患者因使用鳖甲药效利用不充分带来不必要的经济负担。李老还指出，鳖甲煎丸中的某些虫类药，味腥臭，若做汤剂口服，影响汤药的气味，使患者难以下咽，不耐久服，故用丸剂更适宜。因此，李老认为鳖甲煎丸配合汤药配合使用，能扶正不碍祛邪，攻邪不伤正气，意即荡邪安正，长期服用能抑制癌瘤生长和扩散。

第十五节　谨候气宜，审证求因

　　六淫之中，湿为重着有质之邪，若从外受，乃因地中湿气升腾，云雾雨露环绕使然；从内生者，系由酒酪生冷肥甘厚味伤人脾胃，而致脾失健运、水湿内积而成。《景岳全书·湿证·论证》曰："湿之为病，有出于天气者，雨雾之属是也，多伤人脏气；有出于地气者，泥水之属是也，多伤人皮肉筋脉；有由于饮食者，酒酪之属是也，多伤人六腑；有由于汗液者，以大汗沾衣……多伤人肤腠。"这说明湿病的发生与地理气候密切相关。新疆地理气候独特，饮食结构特殊。《景岳全书·湿证·论证》曰："然湿证虽多，而辨治之法，其要惟二：则一曰湿热，一曰寒湿而尽之矣。盖湿从土化，而分旺四季，故土近东南，则火土合气，而湿以化热。土在西北，则水土合德，而湿以化寒，此土性之可以热，可以寒。故病热者谓之湿热，病寒者谓之寒湿。"不同的地理方位和不同的时令变化，湿的治法也有不同，较为复杂。

　　李老对于不同的湿病病机谙熟于胸，随症而用。认为气候、饮食、时令为所有要点中的重中之重。同时社会环境对人体体质也会产生较大影响，临证中一再提及整体而观，勿以一叶障目。所谓前贤所提"但见一证便是"，今世尤需慎用，这与古今社会环境、政治人文因素的变化不无关系。李老临证中常说目前人群饮食结构变化，不分时令节气，恣食肥甘厚味，而导致脾胃难堪重负，进而运化失司，湿由中生，而新疆的饮食特点尤为如此，加之气候变化大，易受外寒而伤及中土，脾本阴土，主升清气；胃为阳土，主降浊气，当属人身气机升降之枢。无论内外之湿，困阻中焦，均易导致气机升降失司，脾之运化受阻。肥胖之人多痰湿，并形盛于外，气怯于内，更易形成痰湿内积。而痰湿内积，更易形成种种病证。湿性重浊，虽有内外之分，然而常互相影响，较为难治。

一、气宜时令与湿

"气宜"，顾名思义，气之所宜。《素问·至真要大论》云："谨候气宜，无失病机。"《内经素问吴注》："气宜，气之所宜。如用寒远寒，用热远热，用温远温，用凉远凉。饮食居处，亦复如是。谨候气宜之谓也。"可见"气宜"包含了地理气候、民俗饮食及人体诸多因素，实践中需要注意"无失气宜"，才能抓住关键，正确施治，达到有效治疗目的。西北边陲，多数居民形体肥胖，善饮醪醴，喜食肥甘又为湿病产生创造了条件。

《素问·六元正纪大论》曰："辰戌之纪……太阳司天

之政……水土合德……寒湿之气，持于气交，民病寒湿发，肌肉萎，足萎不收，濡泻，血溢。""丑未之纪……太阴司天之政……湿寒合德，黄黑埃昏。"说明时令变化也会导致湿病变化，由于时令的不同而因湿致病的情况也各不同。

二、治湿特点

李老认为，湿之为病，有从上、从下及遍体皆受不同，故其治法，也有宣上、渗下、和中的不同侧重。

（一）湿郁于上，祛湿扶正

《素问·至真要大论》"太阴之复，湿度乃举……阴气上厥，胸中不便，饮发于中，咳喘有声……"湿盛于上，上犯清空，则症见头重痛而昏胀；郁闭于肺，则肺气壅塞，宣降失司。症见咳嗽气喘，胸闷心悸，面浮肢体肿，不能平卧。方用麻黄、杏仁宣肺；苏子、陈皮降气；配苍术、半夏燥湿而断其源头；佐茯苓、薏苡仁开支河，使湿从下走；加以北沙参、生山药益气养阴护本。如湿郁化热，症见痰黄，加黄芩、鱼腥草清热。

（二）湿发周身，调治变通

湿邪久郁，而致气化不得宣展，津液无以布化，阴液亏损，燥热内盛，而导致口舌干燥，能食善饥，溲频而成消渴之候，正如《丁甘仁医案·湿温案》所言："温已化热，湿已化燥，燥火入营，伤阴劫津，有吸尽西江之势。"《素问·奇病论》："夫五味入口，藏于胃，脾为之行其精气，津液在脾，故令人口甘也。此肥美之所发也，此人必数食甘美而多肥也。肥者令人内热，甘者令人中满，故其气上溢，转为消渴。治之以兰，除陈气也。"西北地区饮食多生冷肥甘，肥人较多，消渴一病由湿而得者甚多。主要表现为消谷善饥、溲频数、口舌干燥而不欲饮、舌体多胖嫩、光滑少苔。治疗宜补益肝肾配滋阴清热、生津润燥，不忘疏郁除湿。多拟黄芪、白术、山药健脾补气化湿。临证酌情加入生地、女贞子等补肾助气化，葛根、麦冬润燥生津，茯苓、车前子、泽泻淡渗利湿。

（三）痰湿体质，健脾泻浊

痰湿体质之人，肥胖，形盛而气怯，痰湿最易积聚。由于天气炎热，时令之火鼓动，痰湿上犯加以火热伤阴，阴虚阳旺，则易眩晕，呕吐。考《黄帝内经》所论皆属上虚风动，后世称"无风不作眩"，仲景以"痰饮为先"。西北地区胖人多发眩晕为肝肾阴虚兼有脾虚痰湿而致。针对其特殊情况，李老对此常采用健脾祛痰、化湿泻浊，佐以滋阴益肾、息风之法。药用半夏、陈皮以化痰，白术、山药健脾，泽泻、茯苓淡渗利湿，生地、玄参、女贞子等滋阴益肾，钩藤、白蒺藜、菊花、天麻以息风。

第十六节　善用药对，专病专药

　　临床中调理脾胃，李老常与治疗各系统疑难杂病相结合，善用药对与专病专方配合。他认为，饮食失常、劳逸过度、伤及七情，或起居失宜都可能损伤脾胃功能，导致寒、热、食、湿、痰、瘀蕴结，虚实寒热错杂的临床证候，还会导致五脏功能失调，形成许多疑难杂病或慢性疾病。因此，在临证处方时根据药物的性质以及四气五味，或者选择同类相须，或者采取异类相使，或以反类相互制约，辨主症选方，辨兼症选不同的药对。这样灵活的方法在临床中既能辨证用药准确，又能提高接诊速度，这也是李老日接诊百余人，疗效显著的诀窍之一。以下为李老临床中常用药对，以及专病专药的一些应用举例。

一、苍术配白术

　　苍术燥湿，白术健脾，苍白术合用不但有燥湿之力，兼有运脾之功。健脾可化去湿浊，湿去而脾气自健。白术健脾燥湿，益气生血，和中安胎。苍术苦温辛烈，燥湿力强，散多于补，偏于平胃燥湿；白术甘缓，健脾力强，补多散少，善补脾益气。二药伍用，一散一补，一胃一脾，则中焦得健。脾胃纳运恢复，水湿得化。合用对脾胃不健、纳运失常的消化不良、食欲不振、嗳腐吞酸，湿阻气机的胸脘满闷，湿气下注的肠鸣泄泻等效果更好。

二、苍术配厚朴

苍术燥湿健脾并具行气功效，而厚朴可以温胃、燥湿、行气、消积，去除呕胀。二者合用，为异类相使之法，共同使用起到燥湿健脾、和胃行气的功效。这种合用方法，临床多用于湿阻脾胃的证型，症见脘腹痞胀、倦怠懒言、头昏嗜卧、纳谷不香、恶心呕吐，舌苔白腻，脉缓者。

三、木香配黄连

黄连与木香配伍，取香连丸之意。黄连苦寒，可清热燥湿、解毒泻火，清泻肠胃湿热；木香辛苦、温，有行气、调中止痛功效，湿热壅滞肠中，则气机不畅，传导失常，遂有腹痛、里急后重等症。木香配黄连可清热止痢，行气止痛而达到治疗目的。

四、柴胡配青皮

此药对用于治疗肝气郁滞较重所致的心烦易怒、胁痛、经前乳房胀痛等症，效果良好。其中柴胡性味苦、辛、微寒，本品辛苦两性，辛味能散，理气解郁，苦味降泄，疏肝清热，故本品能和解退热、疏肝解郁，对肝气郁结者能条达肝气而散之，对肝郁化热者又能清之解之。青皮性味苦、辛、温，本品亦属辛苦两性之品，辛散温通，能疏肝散结，苦泄下行，破气消积。李老认为肝郁气滞，失于疏泄，较重者则胁痛，郁而化热，母病及子，则生心烦易怒，横逆反胃，影响脾胃运化，气滞湿阻，郁而生痰，痰气交阻循足阳明胃经上行结于乳房，则易发经前乳房胀痛。故二者配伍既能疏肝清热，又能破气散结，两药一寒一温，对肝气郁滞较重所致的心烦易怒、胁痛、经前乳房胀痛等症状效果良好。

五、鸡内金配郁金

此药对对肝胆湿热症见口苦者，具有良效。李老认为，口苦多为肝胆疏泄不利，郁而生热，形成肝胆湿热之证，横逆犯胃，湿热循经上蒸，则出现口苦之症。郁金性味辛、苦、寒，行气解郁，凉血活血，利胆退黄。本品为辛苦两性之品，辛能开郁，苦能降泄，故具有疏肝理气，利胆化湿，清利肝胆湿热之用；炒鸡内金性味甘平，运脾消积、固精止遗、化坚消石，其运脾消积之用可助郁金调和肝胆与脾胃的协同作用，其固精止遗、化坚消石的作用有助于胆疏泄功能的正常发挥，防止胆汁郁而化热，炼液成石。所以两药配伍对肝胆湿热诱发口苦者疗效良好。

六、合欢皮配郁金

此药对能解郁止痛。合欢皮具有安神解郁作用；郁金具有行气解郁、清心凉血的作用。两者相须为用，常用于情志不舒、气机郁滞所致的情绪不宁、胁肋胀痛，或易怒善哭等症。

七、高良姜配栀子

高良姜辛散温通，能辟外寒之气而温中散寒、行气止痛。栀子苦寒，能泄火除烦，清热利湿。两药合用一温一寒，异类相使，燥湿运脾、行气止痛。李老常用此药对治疗中焦寒热互结、气机阻滞导致的腹痛喜温，胃脘灼热、舌苔白腻而脉滑者。

八、益智仁配甘松

此药对用于脾胃虚寒导致的纳呆之症。益智仁辛温，温脾开胃，益肾固精。甘松辛甘温，理气止痛，开郁醒脾。脾土喜温而恶寒，喜燥而恶湿。寒湿困之，则健运失司而不思纳谷，且食亦无味，益智仁与甘松合用则助阳和中而斡旋大气，增进食欲。

九、熟地黄配当归

此药对是李老用于老年肺病患者养阴化痰的经验用药。熟地黄、当归不仅能填精补血、滋肾壮水，而且还能补益元气，使金水相生，补益肺气，助肺气宣降。以当归与熟地黄合用治疗肺肾虚寒，水泛为痰，或年迈阴虚，血气不足，外受风寒而致咳嗽呕恶，喘逆多痰的病证，金水六君煎即是此意。

十、煅赭石配旋覆花

煅赭石与旋覆花，是旋覆代赭汤的君药，二者均有降逆之用。旋覆代赭汤是一剂降气的方药，能降逆化痰益气和胃。两药同类相须，常用于胃气虚弱，痰浊内阻所导致的胃虚痰阻气逆证。临床表现为心下痞硬、噫气不除，或反胃呕逆、吐涎沫，舌淡苔白滑，脉弦而虚。治疗以降逆化痰为主，兼以益气补虚建立中气。对于慢性胃炎中嗳气频频者效果较好。

十一、煅瓦楞子合黄连汤

煅瓦楞子味甘、咸，性平。能够消痰化瘀，软坚散结，制酸止痛。黄连汤治疗胸中有热，胃中有寒，具有平调寒热、和胃降逆的功效。煅瓦楞子加入黄连汤中治疗食道反流而出现的烧心（胃灼热）、反酸诸症疗效明显。

十二、黄连配半夏、干姜

此药对是李老用于调和脾胃升降之职的经验用药，属辛开苦降法的配伍组合，以恢复脾胃升清降浊之职。该药对出自《伤寒杂病论》中的半夏泻心汤和黄连汤等，李老善用之。清半夏辛温，燥湿化痰、降逆止呕；干姜辛热，温中散寒、燥湿消痰；黄连苦寒泄热，助胃通降以泻浊邪。清半夏与黄连配伍，苦寒能泄热，辛燥能化痰，降逆和胃之功倍增；干姜与黄连配伍，辛开苦降化浊降浊之力增；干姜与清半夏配伍，燥湿消痰助脾运化，温中散寒振奋脾阳，二药相合助脾气升发清阳。故半夏、干姜、黄连三药合用药性相互制约、相互调和，辛开以助脾升清，苦降以和胃泻浊，为辛开苦降的经典药对。

十三、白花蛇舌草配猫爪草

该药对配伍组合对各类癌症有一定抑制作用，在治疗各类癌症的专方中，李老常用之。白花蛇舌草性味微苦、甘、寒，具有清热、利湿、解毒、消痈之功；猫爪草性味甘、辛、微温，有化痰散结、解毒消肿之效。可用于治疗瘰疬痰核，疔疮，淋巴结结核，淋巴结炎，咽喉炎等。现代医学研究表明，猫爪草及其提取物在治疗颈淋巴结结核，抗癌应用方面有很大的临床疗效，还可用于甲状腺肿瘤、淋巴肉瘤、慢性粒细胞性白血病、肺癌等。白花蛇舌草配猫爪草，寒温并用，辛苦相佐，有清热解毒、化痰散结之效。李老常使用此药对用于抗癌治疗，取得很好的临床疗效。

十四、徐长卿配蝉蜕、僵蚕

此三药配伍是李老抗过敏治疗的经验药对。徐长卿性味辛、温，祛风止痛，解毒止痒；蝉蜕性味甘、寒，疏风止痒；僵蚕性味咸、辛、平，祛风止痛，解毒散结。李老认为，三药配伍，寒温相佐，祛风止痒、解毒散结作用明显增强。可用于治疗各类过敏性疾病，尤其对顽固性皮肤病散结止痒疗效确切。连续使用，还能逐渐起到脱敏的作用。

十五、夏枯草配生牡蛎、浙贝母

此三药配伍具有清热化痰、软坚散结之功，是李老治疗小儿乳蛾、瘰疬痰核、乳癖等证的经验药对。小儿乳蛾乃风热之邪直接自口鼻吸入，咽为肺之门户，邪郁肺卫，熏蒸气道，致咽喉肿痛，又因过用寒凉退热药，虽热退较速，但痰热闭于咽部乳蛾中不能宣化，故乳蛾肿大不能随之消散，小儿反复感冒发热，痰热互结，则乳蛾肿不断加重，阻塞气道，易影响呼吸、睡眠；瘰疬痰核、乳癖发病均与痰气郁结有关。该药对中夏枯草性味苦、辛、寒，亦为辛苦两性之品，辛能散郁结，理气解郁，苦寒能降泄清热，对痰火郁结所致的瘰疬、痰核等能清热散结；生牡蛎性味咸，微寒，能软坚散结。据《汤液本草·虫部·牡蛎》记载牡蛎："入足少阴。咸为软坚之剂，以柴胡引之，故能去胁下之硬；以茶引之，能消结核；以大黄引之，能除股间肿；地黄为之使，能益精收涩，止小便。本肾经之药也。"故李老认为，生牡蛎为软坚散结之要药。浙贝母性味苦、寒，能清热、化痰、散结等。据《本经逢原·卷一·山草部·贝母》记载："浙产者，治疝瘕，喉痹，乳难，金疮，

第十七节 遣方用药，善取其义

李老对内科各系统疾病均有较为深入的研究。李老根据临床经验将内科病按系统分类，总结各自的发病特点、病机演变规律、诊疗特色等，将其应用于临证实践中，对疾病鉴别、诊断和选方用药等均有良好的指导作用。

临证处方中李老认为，任何一种药物的选择应用，其剂量孰多孰寡，应依证而择。特别是经方的使用，用药剂量比例尤其重要，李老多年行医以来，对于经方用药的比例关系，驾轻就熟；再结合北方气候、时令、地域等特点，对所选药味的剂量也特别注意，强调要精确掌握用度，无失气宜和时宜。由于存在六气的盛衰，周期变化，以及甲子更迭，年代变化，药物临床应用的特点存在较大的差别。殷·伊尹的《汤液经》对张仲景方剂来源有很重要的指导作用。殷末周初处于历史上相对气温较低的一个阶段，因此寒邪致病的原因也较多，寒证多发，因此桂枝、附子、麻黄、干姜的临床应用明显增多，各药味剂量也相对较大。自宋金元代以后，环境变化中气温相对明显升高，温病学说在这一阶段发展较快，医家对于病因中的温热邪气致病尤其关注，这一阶段时方中可以看出地黄、黄芩、知母、石膏用量相对较大。依据这些经验，李老强调不同时令用药需要注意其匹配变化。另外，经方的用药比例方面李老也非常重视。例如六味地黄丸，其中熟地、山萸肉、山药、泽泻、丹皮、茯苓六味药物的比例为8:4:4:3:3:3。医家所选用的每一味中药及拟出的每一首中药方剂，其剂量都是针对疾病的治疗关键期，掌握这个治疗关键期以及剂量阈值特点就能达到更好的临床治疗效果。

临床中遇到复杂病证常常需要合方治疗，合方首创于张仲景，复经刘河间、李东垣、朱丹溪等大家的提倡，始得流传于今。《伤寒悬解》卷末附王叔和《伤寒例》："而执迷妄意者，乃云神丹、甘遂合而饮之，且解其表又除其里，言巧似是，其理实违。"张仲景不仅创制了"合方"之经典，同时垂训后人，以示"合方"时的审慎。虽然学术源流各有侧重，但皆体现了活用古方、灵活变通的特色。李老突破传统合方，虽合方不合全药，而简取方义，不但简化了用药处方，也达到很好的治疗效果。例如治疗胃痞病，常用枳实消痞汤，如有遇冷腹痛则其中常加入少量温通辛散的桂枝，以驱胃中寒邪，使脘腹气机通畅。虽仅配伍此一药物但却达到了散寒止痛、理气和胃的多重功效。

在用药方面，李老主张用药勿杂，以效度量，注重量比，诸药配伍孰轻孰重，成竹在胸。滋阴不壅，温阳不燥，补气不滞，使阴阳和畅。遣方用药并无偏嗜。以健脾泻浊法为例，健脾而不拘泥于药味多寡，泻浊中蕴含补脾，治痰湿而不忘兼护脾胃。提倡东垣大升阳气，其治在脾，并以通为补，卓然有见。用药求纯，不随意加减。他认为一方中有一二味夹杂，即难见功效，治疗疾病的选方用药宜针锋相对，似庖丁解牛，毫不费力，否则如无的放矢，难以中病。用药纯和也包含李老用药精简扼要、平稳无疵之意。李老认为，诸药堆砌，是为大忌。

李老用药以"轻灵"见长。用药的轻，并不是十剂中"轻可去实"的说法，也不是简单的剂量轻重，而是在于辨证选方后稍加化裁，即可收到预期效果，这和他数十年来广阅诸多名家医案，取各家之长，并在临床实践中灵活应用有关。李老大量阅读前贤的临证医案，揣摩用药，并用于临床。例如他在治疗胃病方中，如有肝火犯胃者，基础用方中常佐以吴茱萸 1.5g，可助黄连和胃降逆，泄火而无凉遏之弊。再如黄连汤化裁中，如有因胃脘不适，虚烦多梦者，佐以肉桂 1.5g，使得阴阳调和，水火相济。

临床病证多较为复杂，李老不但善用经方，而且也常常强调要根据病证的进退、复杂病情的演变进行辨证用药。遣方用药如用兵列阵，兵不可变，阵法可换，但行兵斗阵要所向皆中。经方合方应用的目的是为了适应更为复杂的病证，临床采用经方与经方相合、时方与时方相合的情况远远多于采用单独的经方或者时方。这种方剂的联合应用思路最早源于仲景。如《伤寒论》中的桂枝汤，就有三首合方应用的范例，即桂枝麻黄各半汤、柴胡桂枝汤、桂枝二越婢一汤，分别是桂枝汤与麻黄汤、小柴胡汤、越婢汤的合方应用。李老在此基础上予以发挥，提出合方取意，适情化裁。合方不是简单的两首方药味组合，是主方不变，可化裁，取所合之方义，也可选适当药对合入主方。李老在临床中常用这种方法。例如在应用黄连汤治疗胃脘痛时，如果合并有明显的呃逆，则合入旋覆代赭汤，达到理气的治疗目的，增强降逆化痰、益气和胃的功效。如果患者合并有肝气不舒，两胁肋胀痛，则合入少许吴茱萸、黄连，黄连与吴茱萸用药比例为6：1，取左金丸之意，达到平肝和胃、疏肝行气之效，而消两胁胀痛。

第十八节　知常达变，平淡工巧

临证中李老常提到"宣可去塞、通可去滞、补可去弱、泄可去闭、轻可去实、涩可固脱、重可镇怯、燥可去湿、滑可去著"，这属于常法治疗，但是临证中需要通达应变，不泥常法，反其道而行之，往往疾病豁然而愈。临证中治疗痰饮等病常法效果不佳时，加以熟地配当归，虽为重浊厚腻之品，但滋阴补血以养肺气，肺肾同补，使金水相生，肺气旺则能宣化老痰、黏痰及饮邪，从而使痰饮得化，不失为法度之外却获良效。李老经常引用《孟子·尽心》的"梓匠轮舆，能与人规矩，不能使人巧"，认为循法度用药，学习起来比较容易，如果要达到巧妙的境界，仍需要一个艰辛的学习过程。李老善于治疗心动悸、脉结代时用炙甘草汤。李老在应用炙甘草汤时候，炙甘草、党参、桂枝、生姜、阿胶、生地黄、麦冬、麻仁的剂量遵循4:5:3:3:2:6:4:5的用药比例，因为原方所用人参价格较贵，若普通百姓长期服药则经济负担较重。故此，李老善用党参以适当比例化裁，煎煮方面强调大枣12枚必须擘开。这里李老一再强调用药剂量的比例关系，且不宜做复杂加味应用，如果药量平列则复脉无效，随意加减也会影响疗效。浸泡煎煮时加入100mL纯粮清酒，以期达到良好疗效，看似应用平淡，却能屡屡获效。

李老善于变通古方。处方之际，往往成竹在胸，既有源可循，又运用灵活，不论古方、时方，君、臣、佐、使恰当，结构精当微妙，虽无奇品异术，而急险沉疴之疾投之却卓有神效。

第三章 临证辨治经验

第一节　心脑系病证

中　风

　　中风病以突然昏仆，半身不遂，口眼㖞斜，失语或言语不利，偏身麻木等为主症，与西医学的急性脑血管病相似。多发于中老年人，具有起病急，变化快的特点。中医学对中风有中经络和中脏腑之分，中经络者经过及时治疗一般可获痊愈；中脏腑者则病情较重，经过积极治疗，转入恢复期或后遗症期后，一般伴有半身不遂，口眼㖞斜、失语或言语不利等症，恢复较慢，或不易恢复，临床属难治之病。李老通过长期临床实践研究，在治疗中风病方面积累了一定的临床经验，对其发病机理及治法等有独到认识。

【病机研究】

　　在诊治中风病方面，李老善于活用历代名家的诊疗经验，重视病机从本气自病与夹邪辨识。张璐《张氏医通·中风门》论中风病引李东垣"本气自病"之说，以肾阴亏虚为本，肾中之水不养肝木，肝风内动为标，提倡中风病机从肾阴不足、水不涵木立论；叶天士《临证指南医案·中风》治中风亦从肾液内枯、肝风内动立论，辨病机为阴虚风动夹邪；孟河学派丁甘仁治中风从虚邪立论，提出"虚处受邪，其病则实"的论断。《丁甘仁医案·中风》云："良由水亏不能涵木，内风上旋，夹素蕴之痰热蒙蔽清窍，堵塞神明出入之路，致不省人事""高年营阴亏耗，风自内起，风扰于胃。胃为水谷之海，津液变为痰涎，上阻清窍，横窜经腧，诸恙所有来也。"李老认为，上述诸家之论非常切合中风病机。受诸家之论影响，李老亦崇尚中风"本气自病"的理论，提出中风以肝肾阴亏自病为起因，并重视肾阴亏虚，肾中之水不养肝木，而致肝阳化风，肝风内动的联动关系。根据临床观察，李老还重视发病的诱因及伴随的病理因素。认为发病早期以肝风内动夹痰上扰者居多；发病期痰阻窍闭，络脉不通，则形成痰瘀阻络之证，恢复期病损及阴，阴血不足，使阴中之水更虚；且病后患者少动，气血不运，脾胃失健，后天化生不足，逐步形成血不荣经脉、气无力推动血行的气虚血瘀之证；还因患者肢体残疾，预后不佳，常易产生肝郁气滞，肝气反胃，既影响脾胃运化，还易助湿生痰；或肝郁化火伤阴，再次引动肝风，而使病情加重，故此类患者临床症状常时有加重。因此，李老治中风重视"本气自病"与"夹邪"的关系。

【辨治经验】

根据中风患者发病期的不同和邪正虚实的侧重，李老主张分期分因论治。首重病因病机辨识，要辨病邪的虚实及侧重，夹虚者补虚、夹痰者豁痰、夹火者清热、夹湿者渗湿、夹气郁者开郁、夹瘀血者化瘀等；其次当辨明肾阴不足之性质，阴中之火虚，则痰浊阻窍，不得温化，扰乱神明，易出现神识病，故宜化痰开窍，或兼益阴育阳，或兼益气扶正；阴中之水虚，即肾精不足，易出现精血不足以濡养筋脉的肢体偏瘫不用，故宜滋肾柔肝，养血荣筋。再次还应重视分期论治之法，早期痰浊与肝风为患，上扰神明，应邪正兼顾，豁痰息风，以祛邪为主，兼以益气扶正、清心开窍，以半夏白术天麻汤化裁治之；发病期以滋肾柔肝，兼以化痰祛瘀通络为大法治疗的同时，要时时注重结合病邪兼夹侧重的不同，分因论治。后期病损及阴，阴中之水虚，应滋水涵木，以养阴柔筋，兼以益气补土，防止肌肉废痿，兼祛夹邪促脏腑自安。

【临床应用】

受叶天士《临证指南医案·中风》有关于治中风从内风立论，辨病机为肾液内枯，水不涵木，而致肝风内动，或脏阴不足，营液亏耗，阴虚风动，兼痰浊阻窍而致舌强语謇的论述，以及叶氏治中风失语以滋液息风、濡养营络、补阴潜阳为法，善用消痰清火、宣通经髓之品的经验启发，李老治中风偏瘫舌强语塞者，病机从肾液内枯，水不涵木，而致肝风内动，夹痰上扰阻于脑络，导致脑络失养，而致气虚血瘀立论。提出治中风失语以益气通脉、化痰开窍为大法，拟扶正解语汤治之，在临床获得良效。

【经验方——扶正解语汤】

组成：黄芪、当归、党参、地龙、清半夏、生白术、生地、天麻、石菖蒲、制胆南星、全蝎、炒麦芽。

功用：益气通脉，化痰开窍。

主治：中风后遗症偏瘫、失语，或言语不利等症。

方解：方中黄芪补气扶正，石菖蒲开窍宁神、化湿和胃，制胆南星燥湿化痰、祛风止痉，三药合用，补气扶正、化痰开窍、祛风止痉共为君药。清半夏燥湿化痰，能加强制胆南星燥湿化痰之功；当归养血活血，还能制约诸辛燥通络药的偏性，使其通络不伤血；地龙通络息风，全蝎通络止痉。四药与君药配合起到益气养血，化痰开窍，活血通络，祛风止痉之功，共为臣药。党参益气生津，生白术补气健脾，与炒麦芽配合，健运脾胃，促进气血化生，三药配合助君药黄芪益气扶正。天麻息风止痉，平肝潜阳；

生地清热凉血，养阴生津，同时又能与诸化痰辛燥药相互制约，使化痰不生燥，养阴生津不助湿。五药配伍共为佐助之用。诸药配伍，益气通脉，化痰开窍，在中风后遗症偏瘫、失语，或言语不利等症中使用疗效良好。

加减： 痰多加远志、竹茹、天竺黄等；肾虚下肢无力者加续断、金毛狗脊等；脚肿者加槲寄生、泽泻、牛膝等；肢体疼痛，痿弱不用者加秦艽、桑枝、桂枝、红花、川芎、桃仁、姜黄等。

【验案举例】

患者张某，女，62岁。2014年3月3日初诊。以右侧肢体偏瘫伴失语1月，加重1周为主诉，就诊于昌吉州中医医院李玉贤专家门诊。1月前因血压控制不稳定，夜间突发右侧上下肢体瘫痪伴言语不利，病情进行性加重，出现神志恍惚，失语，并伴头晕、头痛、恶心、呕吐等症，被紧急送往昌吉州人民医院救治。查头颅CT示：左侧基底节区梗塞，左侧额叶梗塞。确诊为脑梗塞。经住院治疗近2周，生命体征平稳，患侧肢体功能有所恢复，随后出院带药治疗（具体用药不详）。近1周患者因情绪不稳，患侧肢体功能受限加重，生活不能自理，烦躁易怒，易哭闹，故来寻求中医治疗。刻下，右侧上下肢体活动受限伴失语，纳食少，烦躁易怒，大便偏干，小便正常。舌质淡红，舌底络脉迂曲，苔白腻，脉细滑。查体：意识清楚，应答时喉间有痰声，言语障碍，右侧上肢肌力 II 级，右侧下肢肌力 II⁺ 级，足下垂，踝关节和足趾背屈均无力，血压：130/88mmHg。实验室检查：血糖 6.3mmol/L。既往史：高血压病史 20 年，2 型糖尿病史 10 年。

西医诊断：脑梗塞；高血压病 3 级（高危组）；2 型糖尿病。

中医诊断：中风病；风眩；消渴病。

辨证：气虚血瘀，风痰阻络，兼肝郁气滞。

治法：益气通脉，化痰开窍，兼疏肝解郁。

方药：黄芪 30g，当归 12g，党参 15g，地龙 12g，清半夏 12g，生白术 18g，天麻 15g，石菖蒲 12g，胆南星 9g，全蝎 5g，合欢皮 30g，牡丹皮 15g，陈皮 15g，炒麦芽 30g。7 剂，水煎服。

2014 年 3 月 10 日二诊，患者面露喜色，家属代述，服药 3 剂后，患者情绪逐渐趋于平稳，烦躁易怒缓解，患者活动功能较前恢复，纳增，每天咳少量黏痰。服药 5 剂后，喉间语声能出，可发单音。舌质淡红，舌底络脉迂曲，苔薄白，苔根部微腻，脉细滑。查体：血压：130/84mmHg。方药：上方加减。前方黄芪加至 60g，另加天竺黄 9g。继服 14 剂，水煎服。

2014 年 3 月 24 日三诊，服药 14 剂后，患者情绪平稳，能发双音，或三字的简单语言，吐字清晰，患侧肢体活动较前明显恢复。舌质淡红，舌底络脉迂曲，苔薄白，脉细滑。查体：右侧上肢肌力Ⅲ⁻级，右侧下肢肌力Ⅲ⁺级，血压：130/82mmHg。患者异地居住，要求带药30剂，回家调养。前方减牡丹皮、胆南星，加生地24g，麦冬15g，30剂继服。

1月后患者来诊，患侧肢体协调功能较前逐渐好转，言语欠利，回答问题可发3~5字以上的语句。后经约半年调理，患者言语功能基本恢复正常，患侧肢体协调功能较前明显好转，生活能完全自理。

按语：本患者中风失语属于水亏木旺，引动肝风夹痰上扰清窍，阻于脑络而发。治疗本应标本兼顾，但患者因病伤感，情绪波动，出现肝郁气滞，导致病情加重。纵观舌、脉、症，患者失语，以痰湿内盛夹瘀的病机比较突出，如果方中选用滋肾之品，则易助湿生痰阻碍气机，更不利于肝郁的治疗。故此，初诊时，李老从益气通脉，化痰开窍，兼疏肝解郁立法治之。方中在选用益气通脉、化痰开窍之药的同时，加入李老常用疏肝解郁药对合欢皮配牡丹皮，牡丹皮清热凉血，活血散瘀；合欢皮解郁安神。两药相合，疏肝凉肝，兼通肝络气血，故一诊后患者情绪就趋于平稳。随着益气扶正和化痰通络药量的增大，患者舌苔渐化，说明其体内的络脉痰湿瘀阻正在逐步解除，故李老及时减去辛燥化痰之品，并加入滋肾养阴之药，经过细心调理，使患者失语得到一定程度的恢复。从此验案可以看出，李老诊病用药谨查病机，注重标本缓急、养正与驱邪的诊疗特色。

风　眩

以眩晕为主症的疾病，中医学常以"风眩"命名。属于西医学高血压病范畴。高血压病是以血压升高为主要临床表现或伴有多种心血管危险因素的综合征。西医学对高血压病的诊断和治疗研究较为深入，但对其发病机制的认识目前尚未统一，相关的临床检查手段对评定本病的危险分级和临床用药等有一定的指导作用。西药在控制血压和治疗并发症方面疗效肯定，大多数患者血压控制理想；但由于个体差异不同，以及长期服药产生的不良反应，部分患者的临床症状或血压得不到很好控制，甚至加重，诱发心、脑、眼、肾等血管疾患。李老从辨病与辨证结合出发，在治疗高血压病方面具有一定经验，特别在改善患者临床症状，稳定血压，减轻或延缓并发症的发生方面临床疗效肯定。

李老对风眩的诊治经验源于中医历代医家对头痛、眩晕等疾病的诊治经验。关于眩晕的论述，在《黄帝内经》已有记载，《素问·至真要大论》曰："诸风掉眩皆属于肝。"通过条文分析，说明早在古代医家就对眩晕的病机有了一定认识，提出风邪引起的眩晕与肝关系密切，这与高血压病患者证属肝阳上亢的病机有类似之处。《丹溪心法·卷四·头眩》言:"头眩,痰夹气虚并火……无痰则不作眩,痰因火动。又有湿痰者,有火痰者。"朱丹溪认为眩晕还与痰湿、痰火、气虚等有关,这与高血压病兼高脂血症患者证属肝火亢盛兼痰浊瘀阻的病机较为类似。通过长期临床实践观察,李老认为风眩与肝、脾、心、肾功能失调及阴阳气血失和关系密切,患者头目眩晕等症和血压控制不理想、四季气候、患者体质、生活习惯等有一定关系,因此在诊治风眩方面创立了以辨病、辨证、辨体、辨季节等相结合的四位一体诊疗模式。

【病机研究】

(一)基础病因

高血压病分原发和继发两种,随着病情发展还会出现心、脑、肾、眼等靶器官损害,因此李老提出中医治疗高血压病,首先要辨病论治,分清原发病和继发病。根据基础病不同,临床治疗原则的确立要兼顾基础病病因。原发性高血压病多以阴阳失调,肾阴虚,水不涵木,肝阳化风上扰为主因,属病本。原发性高血压病伴并发症者则多兼痰浊和血瘀相夹为患,属标。糖尿病并发高血压者多阴虚、痰热、血瘀等为患,以糖尿病为本,伴随血压偏高,头痛头晕等症为标;肾性高血压病多水毒、血瘀等相兼为患,以肾性疾病为病本，继发产生的血压增高等症为标。因此，治疗此类病一定要辨基础病之根源，有的放矢，标本兼顾治之。

（二）当前病机

李老认为，患者病情变化是一个动态过程，控制临床症状必须辨清当下病机，这是辨证用药的关键，对选方用药有指导意义。高血压病的发生多与社会环境因素、患者情志波动、饮食厚味、遗传因素等有关。其中各种因素交互作用使患者阴阳失衡、气血失和是发病诱因。气机失调，痰浊、瘀血等阻于脉道是病理基础。发病初期以肝阳化风、化火者为多，患者易出现情绪烦躁、头晕、头痛等症，有些患者无临床症状。随着病情发展和季节变化等影响，病机会发生动态变化，因此辨当下病机，辨证施治之，是选方用药的关键。

（三）辨体质因素之病机演变

体质现象早在古代就被重视。李老认为体质因素对本地区患者高血压的发病倾向有一定的影响，也是疾病转归的关键。一般气郁质、痰湿质和血瘀质三种体质患者发生高血压病后，血压控制不理想。一般形体消瘦伴血压偏高，平素烦躁易怒，或情绪抑郁者属气郁质患者；形体肥胖伴血压偏高者属痰湿质患者，此类患者常有血脂、血糖、血黏度三者偏高，这也是现代中国社会老百姓生活条件改善之后的多发病；血压偏高伴舌质紫暗，或舌边有瘀点、瘀斑，或舌下络脉迂曲，或口唇紫暗者，此类患者多伴瘀血阻络，有靶器官损害，如眼底血管病变、心脑血管疾病等，借助血管 B 超或冠脉造影等检查，还发现多有颈动脉，或冠状动脉粥样硬化斑块等。李老认为，本地区居民中 2 级以上高血压病患者，上述三种因素常相兼为患者居多。主要是由于本地区气候冬冷夏热，且夏季较长，日照时间也长，居民多喜饮食肥甘、乳酪、酒类。患者由于长期工作压力较大，易导致气郁体质；饮食习惯偏颇，易损伤脾胃运化功能，使脾虚生湿，痰浊内生，而产生痰湿体质。高血压病患者在长期发病过程中，存在肾阴不足、肝阳偏亢的病理基础，痰湿、痰浊淤滞体内得不到及时清除，蓄积日久，必然影响血运和脉道的通利，造成瘀血阻络之血瘀体质。所以，诊治高血压病，李老重视体质因素，对高血压病 2 级以上患者，综合患者症、舌、脉等临床特点，多从阴虚阳亢、痰瘀互结辨证。

（四）审四季更替之病发诱因

西医学研究证实，寒气闭阻会影响血压。新疆地区四季分明，李老归纳认为，春季地气上升，天人相应，易动肝风，导致肝阳上亢，故肝郁体质者易眩晕，痰湿体质者易肝风夹痰上扰清窍，出现头昏、头痛、肢体麻木等症；

夏季天热，患者饮多易助湿生痰，天人相应，痰与热邪互结上扰清空，故痰湿体质者易眩晕；秋季偏燥，阴虚阳旺之体则易阴虚动风而致血压不稳；冬季天寒，寒性收引，凝滞，血脉运行不畅，故血瘀体质之患者易导致血压上升。故李老认为，高血压病患者血压不稳与季节有一定关系。

【辨治经验】

李老诊治风眩常用有 4 个证型。①阴虚阳亢型：李老认为，风眩初期以肾阴不足，水不涵木，肝阳上亢而发眩晕。②肝火亢盛型：多见于气郁质患者。平素肝气郁滞，又加水不涵木易致肝风内动的基础病机，遇诱因气郁化火，导致肝火亢盛，夹风上扰而发眩晕。③痰瘀阻络：由于饮食失节等因素的影响，损伤脾胃，聚湿生痰，痰浊蓄积，夹瘀阻于脉道，上犯清窍而发眩晕。④阴虚阳亢兼痰瘀互结证：患者有肾阴不足，肝阳上亢的病理基础。各种病理因素导致痰瘀互结、阴虚阳亢兼痰瘀互结上扰清窍而发眩晕。

在临床中，李老注重辨证施治。对于阴虚阳亢证，当滋阴潜阳，常用天麻钩藤饮或镇肝熄风汤为主方化裁；对肝火亢盛证，当平肝潜阳，常用柴胡疏肝散合镇肝熄风汤化裁；对痰瘀阻络证，当化痰通络，常用半夏白术天麻汤化裁；对阴虚阳亢兼痰瘀互结证，当滋肾平肝、化痰通脉兼健脾泻浊，以经验方平肝化痰定眩汤化裁。

李老认为，根据本地区高血压发病的地域特色，上述病证单发者较少，各种病理因素相兼为患者居多。其中以阴虚阳亢兼痰瘀互结之证为最多。患者肾阴不足为本，水不涵木，肝阳上亢为标。加上饮食肥甘或体质因素等，导致痰浊内蓄，瘀阻脉道，使清窍失养，形成肾阴不足、脾虚失健为本，肝阳偏亢、夹痰瘀互结上扰为标的本虚标实之证。拟治法为滋肾平肝、化痰通络配合健脾泻浊之法，常用方为经验方平肝化痰定眩汤。

【经验方——平肝化痰定眩汤】

组成： 生地黄、天麻、钩藤、生白术、清半夏、丹参、槲寄生、川牛膝、生石决明、夏枯草、生麦芽、炙甘草。

功用： 滋肾平肝，化痰通脉兼健脾泻浊。

主治： 以头晕且胀，心烦易怒，腰腿酸困等为主症。

方解： 该方以天麻钩藤饮和半夏白术天麻汤合方化裁。方中以生地黄滋肾养阴，天麻、钩藤平肝清热潜阳，三药共为君；以生白术健脾运湿，清半夏化痰，二药相合健脾化痰之功显著，丹参活血通脉，槲寄生滋肾泻浊，给邪出路，四药共为臣药之用；川牛膝引血下行，生石决明平肝潜阳，夏枯草清肝热、散郁结，三药相合有助君药平肝潜阳，调节血压，为佐使之药；生麦芽疏肝和胃，炙甘草益气兼调和药性，二者共为佐助之药。方中配伍，滋阴而不碍脾胃运化，平肝镇重而不碍胃气升发，化痰通脉泻浊而不伤阴血，体现了李老治病时时注重顾护脾胃和正气的学术思想。另外，方中滋阴平肝与引血下行之品配伍，寓降压之理于其中。化痰通脉泻浊是给邪出路之法寓利尿降压于其中，二法相合，又体现了李老中西汇通的学术思想。

加减：偏于阴阳两虚者，用大剂量炒杜仲替代生地黄；眼底病变者，加木贼草、桑叶、菊花等；冠心病者，加瓜蒌、薤白、琥珀等；下肢浮肿者，加泽泻、冬瓜皮、大腹皮、防己、黄芪等；头痛者，加炒蔓荆子、炒白蒺藜、川芎等；肢体麻木者，加全蝎、地龙等，痰湿偏重者，加茯苓、天竺黄、陈皮等；情绪不宁者加柴胡、黄芩、牡丹皮、合欢皮、薄荷等。

【验案举例】

马某，男，57岁，2014年3月27日初诊。患者以头晕反复发作10年余，加重伴视力模糊1月为主诉。就诊于昌吉州中医医院李老专家门诊。近3月血压控制不稳定，1月前住院检查，确诊为双眼底视网膜灶性动脉狭窄伴渗出，右眼底视网膜灶性陈旧性出血，经治疗视力模糊未改善。现服用西药治疗（苯磺酸氨氯地平片5mg，1日1次，其他用药不详）。刻下：头晕、双下肢酸困、烦躁、夜间易醒，双眼视力模糊，右眼为甚，纳食量少，二便正常。舌质淡暗，舌底络脉迂曲，苔白腻，脉细滑，左侧关脉细弦。查体：血压：160/100mmHg。既往史：高血压病史10年余。

西医诊断：高血压病2级（高危组）

中医诊断：风眩（阴虚阳亢兼痰瘀阻络）

治法：滋阴平肝，化瘀通络兼健脾泻浊。

方药：生地黄15g，炒杜仲15g，明天麻15g，嫩钩藤18g，生白术15g，清半夏15g，陈皮15g，槲寄生18g，川怀牛膝各15g，生石决明30g（先煎），木贼草9g，牡丹皮15g，生炒麦芽各15g，炙甘草9g。

7剂，水煎服。

2014年4月3日二诊，服药7剂后，患者头晕较前明显减轻，下肢酸困、夜间易醒及烦躁等消失，双眼视物较前略清晰，纳增。舌质淡暗，舌底络脉迂曲，苔薄白，腻苔渐化，唯舌根部苔微腻，脉细滑，左侧关脉细弦。查体：血压：150/90mmHg。方药：上方加减。前方去杜仲、牡丹皮，生地黄加至30g，陈皮加至18g，另加桑叶30g，菊花9g，党参15g。继服7剂，水煎服。

2014年4月11日三诊，服药7剂后，患者头晕偶作，下肢酸困及烦躁未发，双眼视物较前逐渐清晰，纳食量正常。舌质较前转红，舌暗略减，舌底络脉迂曲，苔薄白，腻苔已化，脉细滑，左侧关脉细弦。查体：血压：140/86mmHg。方药：上方加减。前方去钩藤、石决明、陈皮，另加夏枯草15g，丹参15g，炒白蒺藜15g。继服14剂，水煎服。

此后患者坚持随诊中药治疗近半年，视力逐渐恢复正常，血压控制稳定。眼底检查视网膜病变明显好转。随停中药汤剂，单纯服用西药治疗。后续随访，患者停用中药后，头晕等症未发，血压平稳。

按语： 高血压病伴眼底出血者多属难治之病。此案患者阴虚阳亢，又兼痰瘀阻络，对于临床经验较少的中医师来讲，一是病机和证型确定有一定难度，二是选方和用药剂量配伍不易把控。滋阴潜阳用药量过大则影响脾胃运化，化痰祛瘀药的用量过大易伤阴，或加重眼底出血。李老在患者初诊时，了解其阴虚阳亢之头晕、双下肢酸困、烦躁、夜间易醒等症状比较明显，又见肝气反胃乘脾之纳少苔腻之症，加之病于春季，易肝阳上亢，动风耗伤肾中阴液。用大剂量生地黄则碍脾胃运化，故用生地黄、杜仲寒温并投，平补肾肝，阳中求阴，天麻、钩藤、生石决明、牡丹皮等清肝平肝，两组药物协同作用，使患者烦躁、夜寐欠安之症很快消失，生白术、清半夏、陈皮、生炒麦芽合用，疏肝健脾，和胃化痰，除痰浊转化之源，也是李老开胃化舌苔的常用之药对；槲寄生、川怀牛膝等是李老补肾泻浊，利尿降压的常用之品；木贼草、桑叶、菊花、炒白蒺藜等是李老治疗高血压病伴眼底病变的常用药对，且李老经验用药认为，大剂量桑叶既可清肝明目，又能清热治头晕。根据《丹溪心法·头眩》"头眩，痰夹气虚并火"的论述，李老提出风眩有潜在的气血不足、清阳不升的病机，治疗高血压病的头晕之症，要重视虚实夹杂的病机。因此，随着一诊、二诊之后，患者脾胃功能的逐渐恢复，李老抓住春季高血压病的发病特点，以及本患者气虚血瘀之病机，注重滋肾平肝，健脾泻浊，祛瘀通络诸法兼用，还在方中加入补气生津之党参，助脾气升发清阳之用。通过长期调理使患者血压控制平稳，眼底病变得以控制。

心　悸

心悸是以患者自觉心中悸动，惊惕不安，甚则不能自主的一种病证。如果心电图检查有心律异常改变，则属于西医学心律失常的范畴。

中医学对心悸类似症状的描述早在《黄帝内经》已有记载，《素问·平人气象论》："乳之下其动应衣，宗气泄也。"《素问·痹论》："心痹者，脉不通，烦则心下鼓。"通过条文分析，"乳之下其动应衣""烦则心下鼓"均与心悸症状相似，病因病机前者与宗气泄有关，属虚；后者与邪气内侵，脉道不通有关，属实。《伤寒论·辨太阳病脉证并治》："伤寒脉结代，心动悸，炙甘草汤主之。"张琪教授《脉学刍议》："炙甘草汤通阳益阴，补血复脉，故为正治"，又言"若因痰食宿瘀阻滞，脉来歇止，必须去除邪实，邪去则脉自恢复。"遵前贤之言，再通过临床实践观察与研究，李老认为心悸的发生当分虚实论治，实证与痰瘀等有关；虚证与气血阴阳失调等有关，并与劳累、情志刺激、饮食失节等诱发因素密切相关。

【病机研究】

李老认为，心悸的发生与心中阳气不主令等关系密切。

（一）心阳受损

《伤寒论·辨太阳病脉证并治》："发汗过多，其人叉手自冒心，心下悸，欲得按者，桂枝甘草汤主之。"汗为心之液，发汗太过，则心阴暗耗，心阳随阴液外泄也受损，使心无所主发为心悸，阐明了心阳受损是心悸发生的病因病机之一。

（二）心阳不振

各种病理因素闭阻心脉，阻遏胸中阳气，使心阳不振，心无所主诱发心悸等症。

（三）心阳不足

心之气血阴阳亏虚，使心之阳气不足，鼓动无力，影响心动节律，引发心中动悸；同时心阳不足，心脉推动无力，易使心血瘀阻，产生血虚血瘀等症而加重病情；或心脾两虚，脾虚则心之气血化生乏源，使心中阳气不足，引发心悸。

（四）心火内动

心悸还与肾阴不足，水火失济，心火内动有关。

（五）痰瘀互结

《素问·痹论》："心痹者，脉不通，烦则心下鼓。"说明痰浊和血瘀等致病因素阻滞心脉，使心脉不通而发心悸。

（六）痰火扰心

因情志刺激与痰浊等致病因素阻滞心脉，导致痰气交阻，郁而化热，扰心而发心悸。

（七）肝郁气滞

李老常言，手厥阴心包之脉，起于胸中，出于心包络，下膈，历络三焦，与气机和气血的调畅关系密切。肝郁气滞，心包代心受之，使心中气血失和，也易发心悸。

【辨治经验】

根据多年临证经验，李老将上述七种心悸的病因病机凝练归纳为六种临床证型。李老认为，心悸分心阳不足兼血虚血瘀、心脾两虚、痰火扰心、痰瘀互结、心肾两虚、肝郁气滞六型，其中以心阳不足兼血虚血瘀最难治。

根据辨证分型，李老创立了六种治疗心悸的治法及处方用药，具体分述如下：

（一）温阳通脉，补血宁心法

李老认为，心阳受损、心阳不振、心阳不足等均易导致心血运行缓慢，使脉道瘀阻，心肌失养。病久心血亏虚与血瘀等交互为患而使病情加重。故此，李老临证以温阳通脉、补血宁心之法治疗心阳受损、心阳不振、心阳不足，兼血虚血瘀导致的心悸。症见胸闷、心悸、怕冷、易惊、乏力等，以炙甘草汤化裁治之。

（二）健脾养心法

此法常用于心脾两虚，心失所养导致的心悸。症见心悸健忘、乏力食少等。以归脾汤化裁治之。

（三）祛痰宁心法

此法常用于痰火扰心导致的心悸。症见心悸不宁、心烦不寐，苔白腻，脉滑等。以温胆汤加味治之。

（四）化痰祛瘀法

此法常用于痰瘀互结，瘀阻心脉导致的心悸。症见胸闷痰多、心悸心痛，舌质暗，苔白腻，脉滑等。以瓜蒌薤白半夏汤加味治之。

（五）滋肾养心法

此法用于肾阴不足，水火失济，心阴不足，心火妄动导致的心悸。症见心悸神疲，心烦少寐，梦遗腰困，口舌生疮等，以天王补心丹加减治之。

（六）疏肝理气法

此法常用于肝郁气滞导致的心悸。症见心烦易怒，心悸不宁等症。以柴胡疏肝散治之，随症还可加丹皮、栀子等。

【经验方——宁心复脉汤】

组成： 阿胶、生地、炙甘草、干姜、党参、桂枝、瓜蒌、薤白、茯苓、茯神、清半夏、麦冬、火麻仁、白蔻仁、杏仁、薏苡仁、生黄芪、槲寄生、丹皮、陈皮、大枣、清酒。

功用： 益气养血，宁心复脉。

主治： 用于心血不足、气血两虚夹有痰瘀互结等引起的心悸。以自觉心中跳动不能自主、胸闷、乏力为主要临床表现，可见脉象结、代或促，舌质淡暗、苔薄白或腻；或伴有头晕、胸痛、夜寐欠安等兼症。相当于西医学各种心律失常（室上性、室性、房室交界性等），或不明原因的心悸。

方理：心主血脉，心气旺盛，阴血充沛，则心动有力，节律规整，脉象和缓有力。若心气不足，无力鼓动血脉，心血瘀阻，脉气不相续接，则脉来或结或代，至数不齐；心血不足，血脉无以充盈，则心失其养；病久气血两虚，而致心脉失养等，均可出现心悸。

方解：宁心复脉汤源于《伤寒杂病论》的炙甘草汤和瓜蒌薤白半夏汤加减而成，意在补气温阳以通血脉，滋阴养血以充脉宁心；化痰宽胸以畅心智，滋肾通利以泻浊邪；润肠通便以化腑气涩滞。方中以阿胶、生地滋阴生血、补益真阴，以充心血、宁心悸；炙甘草、党参补中益气，四药合用，益气生血、复脉宁心共为君。瓜蒌、清半夏、干姜、桂枝、薤白共为臣药，以化痰宽胸、温阳通脉。茯苓、茯神健脾养心安神，黄芪益气扶正，麦冬滋阴生津，四药共为佐助之用。杏仁宣上，白蔻仁健脾化湿畅中，薏苡仁健脾渗湿以利下，兼制约阿胶、生地滋腻之性。陈皮理气宽中，兼能制约黄芪补气的壅滞之性，四药共为佐药。槲寄生补肾泻浊，火麻仁滋阴润下、通利腑气，丹皮凉血活血、除烦宁心，大枣益气养心、调和诸药之性，清酒温阳通脉，推动血液运行，共为使药之用。诸药相合，益气养血，温阳通脉，以宁心悸。

加减： 气虚乏力较甚者，加生黄芪 60g；心血瘀阻者，加胸闷、胸痛较甚者加丹参 15g，石菖蒲 12g；心虚胆怯、夜寐梦多者，加远志 12g，煅珍珠母 30g；心悸、不寐或易醒者，加炒酸枣仁 30g，首乌藤 30g；期前收缩明显增多者，加琥珀 9~12g（冲服），紫石英 30g，龙齿 30g，龙骨 30g；心阴不足者，加桂圆肉 9g，五味子 15g；火不暖土、脾运失健，症见纳少、便溏者，加附子 6g，炒白术 12g；心烦易怒者，加黄连 3g，竹茹 15g，合欢皮 30g，百合 30g；血瘀者，加丹参 15g，红花 9g 等。

【验案举例】

李某，男，54 岁。2013 年 10 月 7 日初诊。以胸闷、心慌间歇性发作 3 年，加重 3 月为主诉就诊。追问病史，患者自述心律失常（室性心律失常）病史 3 年，因胸闷、心慌、气短、乏力等反复发作，影响日常生活，曾在当地医院住院治疗多次。住院期间病情可缓解，出院后上班工作紧张或劳累即发病。近 3 月病情加重，于 2013 年 8 月 15 日，在当地医院行射频消融术。术后病情减轻，出院后在家休息 2 月。近期上班劳累后，胸闷、心慌又作，自觉病情与术前相比未见明显缓解，故来寻求中医治疗。刻下：胸闷、心慌、怕冷、易惊、纳少、乏力、精神差、二便正常。舌质淡黯，苔薄白，脉结代。查体：心率 102 次 / 分，律不齐。

心电图示：窦性心律不齐（频发室性心律失常）。中医诊断：心悸。西医诊断：冠心病（心律不齐）。李老辨证为心阳不足，兼血瘀血虚。治以温阳通脉，补血宁心。以炙甘草汤化裁。

处方：炙甘草 12g，桂枝 9g，党参 15g，麦冬 15g，生地黄 30g，阿胶 9g（烊化）、紫石英 30g（先煎）、火麻仁 12g，丹参 15g，生姜 9g，大枣 12 枚、炒麦芽 15g。7 剂。

煎服方法：紫石英先煎 30 分钟，除阿胶外，余药取清酒与水各半加盖浸泡 30 分钟，与紫石英同煎 30 分钟两次，两次共取药汁约 450mL，取阿胶烊化入药液中。1 日 3 次，早、中、晚饭后温服。

二诊，2013 年 10 月 15 日复诊，患者自诉，胸闷、心慌、怕冷、易惊、乏力诸症明显减轻，精神好转，纳增，二便正常。舌质淡暗，苔薄白微腻，脉结代。查体：心率 84 次 / 分，律不齐。前方减党参，加生晒参 6g 另煎兑服；另加砂仁 3g，琥珀 3g（冲服）、泽泻 15g，7 剂。煎煮方法同前继服。

三诊，2013 年 10 月 23 日复诊，患者自述，胸闷、怕冷、易惊已愈，心悸、乏力较前明显减轻，精神可，纳可，二便正常。舌质转红，苔薄白微，脉细，偶发结代。查体：心率 86 次 / 分，心律不齐偶发。前方有效，效不更方，7 剂。煎煮方法同前继服。

患者后续就诊连续治疗 6 个月，临床症状消失，能耐疲劳，日常生活工作均不受影响。为防止病情复发，巩固疗效，后仍间断服药。电话随访，患者病情稳定，未再复发，生活工作如常。

按语：李老常言，仲景炙甘草汤为治疗心律失常（包括房性和室性早搏）之有效之方。李老辨证此患者从临床症状和体征入手，细致入微。抓主症：心慌，怕冷、乏力，舌黯淡；识病机为心阳不足、兼血瘀血虚，拟治法为温阳通脉、补血宁心之法，以仲景炙甘草汤化裁治之。学习研究李老医案，笔者认为，李老用药配伍之精妙有三，一曰守经方经旨，临证能灵活变通，是李老善用《金匮要略》专病专方之诊疗思想的具体体现；二曰用药配伍简约，效专力宏，特别是诸使药之用，选药精妙。患者易惊，李老从心之阴阳不足论治。阳虚心脉推动无力，阴虚脉道不充，阴阳两虚则心神失养，魂不守舍，则心悸易惊。李老用温阳滋阴药使心之阴阳气血调和，复加紫石英、琥珀宁心定悸之品，助魂魄自安，而使易惊自止。李老用清酒之妙，在于不论男女，病重者必酒水各半配伍，温通百脉，以调和阴阳，引诸药达病所，使心脉中气血自复，心动自宁。三曰辨病识证精准，效不更方。按照专病用专方，再随症加减的原则。本患者用炙甘草汤主方不变，随兼症之转化，加减取舍用药。经过长期调理，患者病情稳定，最终身体逐渐得以康复。

喘　证

　　喘证是以气短而喘，呼吸困难，甚至张口抬肩，鼻翼扇动，不能平卧为主要特征的一类病证。与西医学心衰疾病相类似。心力衰竭，临床以慢性心力衰竭比较常见，是各种心血管病导致心室充盈及（或）射血能力受损而引起的一组综合征，以心输出量减少、组织器官灌注不足、瘀血为主要临床特征。以心悸、气喘、乏力、胸部闷痛伴活动受限、水肿等为主要临床症状，是大多数心血管病的最终归宿。

　　关于喘证的描述，最早见于《黄帝内经》，对其症状、病因病机及其传变规律等均有类似记载，《金匮要略》等设专篇从病脉证治等方面较为全面地论述了胸满、心痛、咳逆、短气、浮肿、不得卧等的辨证大法，其中"是瘀血也，当下之""病痰饮者，当以温药和之……夫短气有微饮，当从小便去之"等治法，可借鉴用于心衰治疗。清代名医张锡纯对心病和肺病发展过程中各种病理因素相互影响的中西医结合的研究论述对李老研究喘证相类的病因病机及诊治均有一定启发。当代医家朱良春关于风心病心衰、肺心病的诊治经验，张琪教授治心十法等对李老的启发更大，使其治疗心衰的临床经验日趋完善。

【病机研究】

（一）心肺两虚为本，痰、瘀、水饮为标

《素问·痹论》："心痹者，脉不通，烦则心下鼓，暴上气而喘……淫气喘息，痹聚在肺。"条文描述的"心下鼓，暴上气而喘"之症与心衰的心悸、气喘等症状类似。分析条文：心病，因脉不通而得；肺病，因淫邪聚于肺而得，二者病情发展均能导致气喘之症。表明心脉不通则瘀，肺气不宣、气阻痰凝等均为引发喘息的潜在病机。《灵枢·胀论》："夫心胀者，烦心短气，卧不安。肺胀者，虚满而喘咳。"这与心衰患者心悸、胸闷、气短、不能平卧等症有类似之处。其中"虚满而喘咳"明示"满而咳喘"是因肺气虚而宣降失司的结果。《素问·咳论》："肺咳之状，咳而喘息有音，甚则唾血。心咳之状，咳则心痛，喉中介介如梗状，甚则咽肿喉痹……久咳不已，则三焦受之，三焦咳状，咳而腹满，不欲食饮。此皆聚于胃，关于肺，使人多涕唾而面浮肿气逆也。"条文中关于"咳久不已……咳而腹满，不欲食饮""面浮肿气逆也"等症的描述与肺心病等诱发的心衰患者瘀血产生的腹水、肢肿等体征，以及面肿、咳逆气喘、纳少，或不思饮食等临床表现极其相似。

从脏腑辨证分析，心衰可因母病及子，心病及肺而发，相当于西医学之左心衰发展影响右心功能，变为全心衰；

或子盗母气，肺病及心，肺心病发展为全心衰。《金匮要略·痰饮咳嗽病脉证并治》："咳逆倚息，短气不得卧，其形如肿，谓之支饮。"这与肺心病等引起的全心衰出现水肿等症亦有相似之处。说明在古代，医家已观察到了心、肺与水饮为患的潜在联系。《金匮要略》所设专篇从病脉证治等方面论述了胸满、心痛、咳逆、短气、浮肿、不得卧等的辨证大法。其中《金匮要略·惊悸吐衄下血胸满瘀血病脉证并治》曰："病人胸满，唇萎，舌青，口燥，但欲漱水不欲咽，无寒热，脉微大来迟，腹不满，其人言我满，为有瘀血。"较为全面地阐述了痰饮、水饮、瘀血等在心病、肺病加重过程中的作用机理，从侧面反映了这些病理因素在心衰发病过程中潜在的作用。张锡纯《重订医学衷中参西录·治心病方》从心肺体质相连、功能相依论述心病发展规律，言："心有病可以累肺作喘……有停滞妄流而为膨胀者，有累肺而咳嗽，难呼吸而喘者。"也从侧面阐明了心衰的演变过程和病机。综前贤之论，李老分析，与上述所述非常符合，心衰的临床表现、体征和病机等可以借鉴，用于研究诊治心衰。

承前贤之论，并结合长期临床研究探索，李老认为，在心衰的长期演变过程中，由于有心或肺原发病的病理基础，故病情逐渐加重是一个必然趋势，最终导致心肺两虚，病情演变过程中产生的痰、瘀、水饮等为心衰的诱发和加重因素。三者相合，再加社会环境、情志、劳累等外因作用，可使病情加重，产生危候。

（二）病进兼有脾虚湿滞、肾虚水饮泛溢之机

《素问·咳论》："久咳不已，则三焦受之，三焦咳状，咳而心胸闷腹满，不欲食饮，此皆聚于胃，关于肺使人多涕唾而面浮肿气逆也。"阐明了久咳影响脾胃运化、肾之气化的病因病机：为肺咳影响气机升降，喘息影响三焦气化。在上则气机宣发肃降失调，不能下达于肾，而产生气逆咳喘等症；在中则脾胃运化功能减退，水湿停滞，聚而生痰，产生不欲饮食、腹满、多涕唾等症；在下则肾主水液及气化功能减退。肺、脾、肾三脏合病，水湿内停，壅滞三焦，从而产生水湿泛溢，面浮身肿等水饮为患之症。《金匮要略·痰饮咳嗽病脉证并治》："水在肾，心下悸。"也说明肾失温化，水液代谢异常，上聚心下产生心悸的病理机制。张锡纯《重订医学衷中参西录·治喘息方》："由是言之，心累肺作喘之证，亦即肾虚不纳气之证也。"更进一步明确了心病致喘与肺肾的关系。李老认为，"心主血脉"，以通为用；"肺主宣发、肃降，主治理调节"，以调畅气机为用；"脾主运化"以化湿布津为用；"肾主水液代谢、主气化"，以温阳化气行水为用。心病、肺病影响脾胃运化及肾气温阳化气行水之功，出现胸满腹满、纳呆、水肿等脾虚湿滞、肾虚饮泛等相兼为患的三焦病证。因此，李老强调，脾虚湿滞、肾虚饮泛，也是辨证施治心衰必须兼顾的重点。

（三）病重则阳气衰微，痰与水饮夹瘀为患

《金匮要略·水气病脉证并治》："心水者，其身重而少气，不得卧，烦而躁，其人阴肿。"此与心衰的中晚期症状极为相似。从症状分析，属心脏病久，心阳虚衰，阳不制阴，水气上犯，水饮凌心，则心烦躁、少气、不能平卧；心火不能下济于肾，肾阳衰微，水湿不得制约，引起水湿泛溢，故见身重、阴肿。李老认为，心衰病情不能及时控制，加之痰、瘀等病理因素夹杂，故而易出现阳气衰微，痰饮夹瘀为患的严重病情。

【辨治经验】

从益气强心、化痰通脉和温阳利水法治心衰，仲景言"病痰饮者，当以温药和之……夫短气有微饮，当从小便去之""是瘀血也，当下之"等治法，李老认为，是仲景为我们明示的治疗心衰的大法，其中蕴含温化痰饮、通脉利水和温阳利水等治法。根据发病过程及临床表现，心衰多属本虚标实之证，以心肺两虚为本，以痰、瘀、水饮停滞影响气机升降出入和脉道通利，导致水气凌心为标。治当分清标本缓急而有所侧重。一般缓解期以治疗原发病为主，兼顾心衰治疗；发病期则以治心衰为主，采用益气强心、化痰通脉、温阳利水三法配合使用。基本方常用温阳

通脉利水汤（经验方）。三法各有侧重：①益气强心之法，可以恢复心脏行血、主血脉的功能。②化痰通脉之法，可清除脉道蓄积的痰、瘀、脂浊等病理代谢产物；还有助脾胃运化痰湿，以绝痰与脂浊等化生之源；更有助于肺内痰浊、瘀血等的清除。③温阳利水之法，既有助于温化水饮，又能加强痰、瘀、脂浊、水饮等及时排出体外，给邪出路。三法合用则正邪兼顾，能使心衰临床症状逐步得以缓解。

李老还强调，由于每位患者是一个活体，所以临证中常常兼症较多，年龄越老病情越复杂，故而不能固守一法治之。在临床中还要审证求因，分清主症和次症之不同，抓住主病机选方用药。若胸闷、气短、喘息、痰多等遇冷易发，或平素怕冷者，属心阳不足，推动无力，夹寒、痰、瘀闭阻心脉为患，用瓜蒌薤白半夏汤、瓜蒌薤白白酒汤加丹参、地龙、桂枝等治之；若咳嗽、喘息、痰多，动则胸闷、喘憋、乏力者，用金水六君煎合葶苈大枣泻肺汤，配以温阳利水之品，如附子、地龙、桑白皮等加减治之；若夹气滞血瘀者，用柴胡疏肝散合桃红四物汤，或血府逐瘀汤加减等治之；若夹痰热扰心者，用黄连温胆汤或小陷胸汤加琥珀冲服等；虚证者还可用炙甘草汤、归脾汤、养心汤、生脉饮等加减调养；虚实夹杂者随兼症不同可合方使用。

【经验方——温阳通脉利水汤】

组成：炮附子、生黄芪、瓜蒌、琥珀、薤白、炒枳实、桂枝、丹参、茯苓皮、冬瓜皮、炙甘草。

功用：益气强心、化痰通脉、温阳利水。

主治：用于心肾两虚，痰凝水泛，瘀阻心脉之心功能不全。症见胸部闷痛、短气、全身或下肢浮肿，不能平卧，动则气喘、心悸、乏力等。以《金匮要略》枳实薤白桂枝汤化裁而成。

方解：方中附子补火助阳，一药补心、肺、脾、肾四脏，能温一身之阳气，补心阳助行血，温肺以化痰饮，补肾阳助水液气化，补脾阳助水谷精微转化利用，杜绝痰湿、脂浊等化生；大剂生黄芪补气利水，能助附子恢复心脏行血、主血脉的功用；瓜蒌涤痰散结、宽胸利肺气，与附子配伍温肺化痰饮之力更强；琥珀活血散瘀、利尿通淋，与瓜蒌相合化痰瘀，通心脉兼利水湿。上述四药配伍兼有益气强心、化痰通脉和温阳利水之功，使心脏行血功能得到明显增强，故共为君药。薤白通阳散结、行气宽胸；炒枳实行气消积、通闭除塞；桂枝温经通阳，既能助附子、薤白温通胸中阳气，又能温化经脉水湿，助附子温阳利水、助化痰散结药通利血脉，还能降逆平冲、散胸中阴邪；丹参活血祛瘀、养血安神，能助琥珀通利血脉。四药相合，能加强君药温阳通脉利水之功，故共为臣药。茯苓皮健脾利水，冬瓜皮利尿消肿，两药相合利尿消肿之功显著；炙甘草补中，调和药性。三药共为佐助之用。诸药相合，上下兼顾，共奏温阳通脉利水之效。

加减： 本类患者常伴有中焦脾胃运化失健等症，故临证还需随症加减。伴脘腹痞满、纳呆，属饮停心下者，加《外台秘要》茯苓饮；伴乏力神疲，大便不爽或溏泄者，加人参汤，方中干姜可易生姜皮；水肿较甚，小便不利者，加五苓散等。本方增加化痰、涤痰、理气等药的用量还可用于肺心病等的治疗。

【验案举例】

患者李某，男，79 岁。于 2013 年 3 月 25 日初诊。以胸部闷痛反复发作 12 年余，加重 1 月为主诉，就诊于本院。追问病史，患者 12 年前因劳累诱发胸部闷痛、气短、心悸，自服药物治疗不效，前往当地医院诊治，确诊为冠心病。经住院治疗病情缓解。此后长期服药治疗（具体用药不详），每遇劳累等易发胸部闷痛、气短、心悸等症，休息或药物治疗可减轻，期间曾因病情较重自服药物治疗不效住院治疗 2 次。1 月前，因受凉感冒，诱发上症，自服药物治疗不效，且病情逐渐加重，出现动则气喘、气憋、乏力，不能行走，平卧则胸闷气憋，在当地医院住院治疗，确诊为急性上呼吸道感染；冠心病，心功能Ⅲ级。经住院治疗1周，感冒痊愈，但上述诸症减轻而未愈，仍动则胸部闷痛、心悸、气憋、乏力，不能行走，出院带药治疗2周，病情仍不见明显减轻，随由家人用轮椅推来李老门诊求治。刻下：胸部闷痛、心悸、气憋、乏力，动则加重，不能平卧，纳呆，夜寐差，尿少，大便干结，两日一行。舌质暗红，苔白腻，脉沉细。查体：口唇发绀，颈静脉怒张，肝颈静脉回流征阳性，肝大有压痛，腹软无压痛，无移动性浊音，双下肢膝以下凹陷性浮肿，按之没指，听诊：心率100次/分，律齐，双肺底可闻及少量湿啰音，血压：110/86mmHg。

西医诊断：冠心病（心功能Ⅲ级）。

中医诊断：心衰（心阳虚衰，痰瘀阻络，水气凌心）。

治法：益气强心、化痰通脉兼温阳利水。

方药：炮附子9g（先煎），生黄芪60g，瓜蒌30g，琥珀3g(冲服)，薤白15g，炒枳实15g，桂枝15g，丹参15g，茯苓皮30g，冬瓜皮60g，地龙15g，生姜皮15g，炙甘草9g，炒麦芽30g。4剂，水煎服。

2013年3月29日二诊，患者由家人搀扶入诊室，自述胸闷、心悸、气憋、乏力等症明显减轻，能步行5~10分钟，夜间可平卧，纳增，夜寐增，尿量明显增加，大便转软，排便通畅，每日一行。舌质暗红，苔白腻渐化，脉沉细。查体：心率90次/分，血压：114/84mmHg，调整处方：炮附子15g（先煎），生黄芪90g，瓜蒌15g，琥珀3g（冲服），薤白 15g，炒枳实 12g，桂枝 15g，丹参 15g，茯苓皮 30g，冬瓜皮 60g，地龙 15g，生姜 9g，炙甘草 9g，炒麦芽 30g，麦冬 15g。继服 7 剂，水煎服。

2013 年 4 月 6 日三诊，患者自行步入诊室，自述胸闷、心悸、气憋、乏力等症较前明显好转，生活能完全自理，可以自行散步约 20 分钟。查体：双下肢浮肿明显减轻。前方减冬瓜皮为 30g，继服 14 剂，水煎服。患者后续坚持治疗 6 个月，胸闷、心悸、气憋等症向愈。

按语： 心衰的成因复杂，病程较长，且兼症纷纭，严重影响患者的日常生活及生存质量，在临床中属难治之病。李老治病始终坚持抓主症识病机，以病机为本这一基本原则，对此患者也不例外。患者初诊时，根据患者临床表现胸部闷痛、心悸、气憋、乏力动则加重，以及西医学确诊为心衰，辨病证为心阳虚衰，痰瘀阻络，水气凌心证。根据患者年高体弱，病重而痰、瘀、水饮等邪郁滞，不宜峻补，不耐攻伐的病理特点，采用了渐图缓攻之术。拟治法为益气强心、化痰通脉兼温阳利水之法，用经验方温阳通脉利水汤化裁治之。一诊用药的精妙之处有二：一是肺与大肠同治。大剂瓜蒌配枳实，上能涤痰宽胸利肺气，下能润肠通便畅腑气；枳实属辛苦两性之品，还能辛开苦降调畅中焦气机，故二药相合使三焦气机得通；二是温阳化气利水药的平和配伍，附子虽量小，但不失温通之性，大剂琥珀配地龙上通心脉以散瘀血、利肺气，下能利尿通淋以泄水湿，再配以平和的利尿药冬瓜皮和茯苓皮，加强利水之力，四药相合使临床最突出的水气凌心证很快得到控制，患者临床症状迅速减轻。二诊、三诊，随着患者大便通畅，胸闷气憋等症显著减轻，三焦气机渐通，气化逐渐恢复，李老逐渐加大了益气强心药的力度以补心阳，减少了瓜蒌和枳实的用量，防止通利过度而伤阴液，还加入麦冬以养阴血，使温通而不伤阴，补益而不碍祛邪，而收奇功。

胸　痹

　　胸痹是以胸部闷痛，甚则胸痛彻背、喘息不得卧为主症的一种临床常见病。是由于心之气血不足，阴寒、痰浊、瘀血等邪气留于胸中而诱发。本病相当于西医学冠状动脉粥样硬化性心脏病、心肌炎、心包炎等疾患。出现临床症状者，胸痹轻者仅感胸闷如窒，呼吸欠畅。重者则有胸痛，严重者则感心痛彻背。鉴于胸痹、心痛二者在病位、病机上很难区分，故二者简称为胸痹。

　　胸痹、心痛的有关记载始于《黄帝内经》,《灵枢·本脏》:"肺大则多饮，善病胸痹、喉痹、气逆。"以胸言病位，以肺言相关脏器，以饮、痹言病机，以喉痹气逆言临床症状，推测病因病机与饮邪和气机上逆相兼为患相关。《金匮要略·胸痹心痛短气病脉证治》明确了胸痹心痛的病名，并用病、症、脉、治互参之法，用九类方剂以方释证言病机，详细论述了胸痹心痛的病因病机与阴寒、痰饮、气滞、阳虚等密切相关，有实证、虚证和虚实夹杂证之不同。其中孕育着温阳通脉、化痰散结、宣肺降气、健脾化痰、通阳散寒、逐邪止痛等治法，给后人留下了治疗胸痹心痛的经典方剂和治法。但如何使用，还需在临床应用中进一步摸索。李老通过对国医大师朱良春著作中胸痹诊治的进一步研究、领悟，丰富了自己的临床经验，并能灵活应用于临床实践中。如《国医大师朱良春·验案撷英·真心痛》："朱师认为，冠心病如病程长者，往往虚实互见，似宜疏养结合为妥。"朱师的临床用药经验使李老治疗胸痹很受启发。张琪教授关于对《金匮要略·胸痹心痛短气病脉证治》中胸痹脉、证、方、治的论述和解析，以及其总结的治心十法，以及医案的现身说法等，给李老提供了治疗胸痹的成功病案，进一步拓展了李老治疗胸痹的诊疗思路。

【病机研究】

根据多年临床研究和实践，融各名家之卓见，李老认为本地区胸痹的病因病机亦以虚实夹杂证为多。理论依据有二：一是胸痹的发生多见于中老年患者；二是本地居民多食酒肉乳酪之品，易致痰、浊、瘀等病理因素在体内蓄积。《素问·阴阳应象大论》："年四十，而阴气自半也，起居衰矣。"中老年患者自身心脏机能的日渐衰退，加之日常劳作耗伤，更易致心中气血耗伤，产生阳虚、气虚、血虚的病理基础。阳虚则胸阳不展，气虚则无力推动血行。阳虚气弱者则心脉无力推动血液运行，易致血瘀形成；劳作使心血暗耗，血虚者则心脉失充，心血运行缓慢，脉道不利，也血瘀形成的原因之一；加之蓄积在体内的痰、浊、瘀等病理产物，更易阻塞心脉而致胸痹的发生。故李老特别推崇叶天士《临证指南医案·胸痹》中"痛久入血络，胸痹引痛"的论述，认为这一论述与胸痹的发病机理十分契合。

综上所述，李老认为胸痹形成是一个循序渐进的复杂过程，其中，以阳虚、气虚、血虚等为病理基础，以病理产物蓄积瘀阻心脉为发病条件，又以风寒、饮食、劳累、情绪波动等为发病诱因，各种病理因素交互作用，最终以痰浊瘀血阻滞心络出现胸痹心痛。故李老提出，本地区胸痹患者以虚实夹杂证最多见。

《金匮要略·胸痹心痛短气病脉证治》以方释证将胸痹分为九型。李老根据多年临床实践研究，认为临床中胸痹证型虽分虚证、实证、虚实夹杂证三大类，但其中以虚实夹杂证者居多。证型中实证以心血瘀阻证、痰瘀互结证、气滞血瘀证多见；虚证以心阳不足证、心血不足证、心气不足证多见；虚实夹杂证以气虚血瘀证、痰瘀互结兼心血不足证多见。

【辨治经验】

《金匮要略·胸痹心痛短气病脉证治》用九类方剂以方释证言治法，其中温阳通脉、逐邪止痛是治疗胸痹的经典治法。李老强调胸痹的发生与心脉不通有关，心脉与心阳、心气、心血三者关系最为密切，三者不论哪一方面失调，均影响心脉的充盈与通利，又与痰瘀等病理产物相兼为患诱发胸痹心痛。治疗当虚实兼顾，临床善用以下四法：①化痰祛瘀通血脉法，常用瓜蒌薤白半夏汤合丹参饮化裁治之；②温阳化气行血脉法，常用瓜蒌薤白白酒汤加丹参、桂枝、枳实、附子等治之；③益气温阳助心气法，常用养心汤加减治之；④滋阴养心补心血法，常用炙甘草汤化裁治之。数法可根据辨证单用或合用，李老特别重视温通行血、化痰祛瘀等诸法兼用。临证中最善用化痰宽胸、益气通脉之法，以《金匮要略·胸痹心痛短气病脉证治》的瓜蒌薤白半夏汤为主方，创立了治疗胸痹的经验方化痰通脉汤。

【经验方——化痰通脉汤】

组成：全瓜蒌、清半夏、琥珀（冲服）、薤白、炒枳实、党参、丹参、炒麦芽等。

功用：化痰宽胸，益气通脉。

主治：用于痰瘀互结之胸痹、真心痛等病。

方解：方中全瓜蒌化痰宽胸，琥珀活血散瘀，二药合用为君药，取其化痰通脉之用；清半夏燥湿化痰，薤白通阳散结、行气导滞，炒枳实行气消痰，三药合用为臣药，以加强君药宽胸理气、化痰通脉之效；党参补中益气、养血生津，炒麦芽疏肝和胃、消食化积，促进脾胃运化，二药合用运脾养正，共为佐助之用；丹参入心经，活血祛瘀、养血安神，能引诸药至病所发挥药效，为佐使之用。诸药合用，攻邪不伤正气，共奏化痰宽胸、益气通脉之效。

加减：胸阳不振加清酒、附子等；心脉瘀阻甚者加红花、川芎等；气滞痛甚者加檀香等；胸腹闷胀，湿滞气塞者加石菖蒲等。

【验案举例】

患者张某，男,62岁。2013年9月13日初诊。以胸闷、胸痛间歇性发作12年，加重3天为主诉就诊。追问病史，患者冠心病史12年，因胸部闷痛、气短反复发作，遇劳累加重，影响日常生活，于2013年8月20日在我院心内科一区治疗一周缓解出院。3天前，因生气，胸部闷痛再次发作，活动时加重，伴气短、夜间不易入睡、胃痛隐隐、纳呆等。自服药物治疗疗效欠佳，故来就诊，以寻求中医治疗。刻下：胸闷、胸痛呈压榨样，伴气短、乏力、夜寐欠安，胃痛，纳呆，情绪不宁，二便正常。舌质淡暗，苔白腻，脉弦滑。查体：心率 78 次 / 分，律齐，心音低钝。心电图示：下壁心肌缺血。

李老辨证本病以痰气郁滞，兼气虚血瘀为主。

处方： 瓜蒌 15g，薤白 9g，清半夏 12g，琥珀 3g（冲服），石菖蒲 12g，炒枳实 12g，党参 15g，丹参 15g，合欢皮 30g，炒麦芽 15g，生姜 6g，大枣 5 枚。

功用：理气化痰，益气通脉。

用法： 3 剂，水煎 450mL。分早、中、晚 3 次温服。

二诊，2013 年 9 月 17 日复诊。患者自诉，胸闷、胸痛、气短均明显减轻，纳增，情绪不宁愈，夜间入睡可，仍乏力，二便正常。舌质淡，色暗略转浅，苔白微腻，脉细滑。李老以痰瘀互阻，兼心脉气血不足为主治之。

处方： 瓜蒌 15g，薤白 9g，半夏 12g，琥珀 3g（冲服），石菖蒲 12g，炒枳实 12g，生晒参 6g（另煎），丹参 15g，黄芪 30g，龙眼肉 9g，炒麦芽 15g，生姜 6g，大枣 5 枚。

功用： 化痰祛瘀，益气养心。

用法： 7 剂，水煎 450mL。分早、中、晚 3 次温服。

三诊，2013 年 9 月 24 日复诊。患者自诉，胸闷、胸痛，气短愈，纳增，情绪不宁未发，夜间入睡可，乏力显减，活动量增加，二便正常。舌质淡红略兼色暗，苔白微腻，脉细滑。李老仍以痰瘀互阻，兼心脉气血不足为主治之。

处方： 瓜蒌 15g，薤白 9g，半夏 12g，琥珀 3g，石菖蒲

12g，炒枳实 9g，党参 15g，丹参 15g，黄芪 30g，龙眼肉 12g，炒麦芽 15g，生姜 6g，大枣 5 枚。

功用：化痰祛瘀，益气养心。

用法：7 剂，水煎 450mL。分早、中、晚 3 次温服。

患者后续就诊治疗 3 个月，停药。停药时，临床症状基本消失，能耐疲劳，日常生活不受影响。半年后电话随访，停药后病情稳定，未再复发。

按语：本患者冠心病史 12 年，结合病史及查体，李老从痰气郁滞，兼气虚血瘀辨证，患者属虚实夹杂之证。患者久病耗伤心气，兼痰瘀互结阻于心络，使心肌失养，复加生气，形成痰、瘀、气互结胸中之复杂病机，导致胸中气机郁滞兼痰瘀互阻于心脉为患，故李老用经验方化痰通脉汤为主方化裁治之使患者得以康复。通过总结归纳，李老治疗痰瘀互结之胸痹，以瓜蒌、薤白、清半夏、炒枳实、琥珀、党参、丹参等药拟方，临证可随症加减，但治疗大法不离化痰宽胸、益气通脉之法。

头　痛

头为诸阳之会，又为髓海之所在，五脏之精血和六腑之清气皆上注于头。故此，外感六淫或内伤杂病致使头部络脉拘急或失养，均可诱发头痛。根据发病诱因不同，西医学将头痛分为原发和继发两种，其中原发性头痛据临床表现不同分为偏头痛、丛集性头痛、紧张性头痛、低颅内压性头痛四种，前三种头痛的发病原因尚不十分明确。通过多年临床实践探索，李老运用中医学理论在头痛诊治方面积累了丰富的临床经验。

【病机研究】

李老认为，根据发病诱因和病机不同，头痛应分为外感、内伤和内外合邪三种，其中以内伤头痛与内外合邪的头痛比较难治。内伤头痛的病因与痰浊、瘀血阻窍有关；还与肝郁气滞化火、胆经郁火，上扰清窍有关；还与肾精亏虚，髓窍空虚，或气虚血弱、清窍失养等有关。内外合邪的头痛多数病程缠绵，反复发作，且发作时症状较重，因风、风寒、情志不遂等为诱因，引动痰浊、瘀血等伏邪，循经上扰清窍，头痛发于一侧者，属西医学偏头痛的范畴。西医学的丛集性头痛也与气滞、痰浊、瘀血等闭阻经脉，太阳少阳阳明三经合病有关。紧张性头痛也与邪郁经络及头部诸阳经经气不利有关。低颅内压性头痛则与肾精亏虚，髓窍空虚，或气虚血弱、清窍失养等有关。

【辨治经验】

偏头痛常因忧郁或恼怒发病较多。乃因肝气不舒，郁结化火，火随气逆上扰清空，发为头痛。疼痛部位或右，或左，头痛症状时轻时重，心情较好时头痛不明显，但凡遇到心情不佳，或者遇到不如意的事情头痛加重，甚则不能缓解，痛苦不堪。偏头痛因多发于头两侧，并可连及耳部，属少阳经范畴，故此李老认为其属于胆经郁火而致。以头之两侧及耳之前后疼痛为特点。《灵枢·厥病》曰："厥头痛，头痛甚，耳前后脉涌有热。"由于热邪壅滞少阳经脉，经气上逆，上犯于头，会出现剧烈的头痛，并可能伴有下颌疼痛、眼眶疼痛。《素问·阴阳离合论》："少阳为枢。"少阳有出入枢机的作用，外能从太阳之开，内能从阳明之阖。少阳胆经同厥阴肝经互为表里，在少阳的发病过程当中，肝胆是互相影响的，在症状方面既有胆经循行部位的症状，也会出现肝经循行部位的症状，因此偏头痛患者多郁郁寡欢，伴有胸胁胀满的表现，并以女性常见。病程久者，还会因络脉气血不容，外邪乘虚入中经络，引动伏邪而诱发头痛。治疗则以疏肝解郁，清热泻火为主，兼有外邪者，加疏散透邪之引经药。

【经验方——解郁散偏汤】

组成： 川芎、柴胡、白芷、香附、白芍、合欢皮、郁金、郁李仁、白芥子、炙甘草。

主治： 肝胆郁火的头痛。

功用：疏肝解郁，缓急止痛。

方解：方中柴胡疏肝解郁，能引诸药入少阳经，并载药升浮直达头面；川芎其味辛、性温，辛香走窜，上可通于颠顶，下可归于血海，行血中之气、开窍通闭、祛风散寒、通络止痛，二药共为君药。白芷辛温升散上行、祛风散寒，加强川芎疏散止痛作用；香附入血分，可助川芎行气活血，且柴胡与香附同为苦寒之品，疏肝解郁、调节气机，是治肝气郁结的重要组对。二药共为臣药。白芍敛阴而防此方辛散太过，又可疏肝解郁、缓急止痛；郁金调畅情志；合欢皮蠲忿，化郁解烦；郁李仁也入血分，助川芎行气活血，又可润肠通便、导热下行。四药皆为佐助之药。白芥子引药深入，直达膜原，可去皮里膜外之痰，起到通窍蠲痰的作用；甘草，调和诸药，缓解急迫。二药共为使药之用。方中诸药相合，外可疏散风寒，内可疏肝解郁，通络祛瘀，且发中有收，通中有敛，相互为用，各展其长。本方在临床常用于治疗肝胆郁火的偏头痛，此类患者临床较为常见。本方疏肝解郁，清热泻火，但对于兼患有出血性疾病及阴虚者应慎用。

【验案举例】

李某，女性，47 岁，汉族。就诊日期 2014 年 3 月。反复偏头痛发作半年余，加重伴有胁胀不适 1 周为主诉。患者自诉，近1年来经事不规律，常推迟，末次月经2013年1月9日，经行量少，色黑，白带无异常，易怒心烦，常有左侧偏头痛，发作无定时，常于情绪波动期间明显。经CT头颅扫描并无明显异常。刻下，神志清，精神差，左侧偏头痛，口干口苦，两胁胀满，受风后加重，小便正常，大便略干。查体：全身皮肤黏膜及巩膜无黄染，心肺腹未查及明显异常，舌质偏红，苔白，脉弦数。证属肝胆郁火，拟解郁清火治之。

柴胡9g，川芎12g，炙甘草9g，白芷12g，香附12g，白芥子6g，郁李仁9g，炒白芍12g，郁金12g，合欢皮12g。4剂。

每日1剂，分2次水煎滤渣取汤汁450mL，每次150mL，1日3次，餐后30分钟温服。

患者4日后复诊，诸症明显减轻。前方川芎改为9g，继服7剂。三诊患者诸症已愈，嘱患者调畅情志门诊随访。

按语： 患者中年女性，适逢围绝经期，情绪易于波动，且肝主疏泄，性喜条达恶抑郁，如果情志不遂，则易导致肝气郁结，气逆上犯可致头痛，又兼引动少阳经气，发于两侧。肝脉布胁肋，肝气逆乱，则导致胸胁胀满。肝胆郁久化火，则口干口苦，故而午后加重。舌质偏红，脉弦数，为肝胆经郁火之征。方中诸药相合，解郁清火，并可通络祛瘀，且发中有收，通中有敛，相互为用，各展其长。一诊疗效较好，恐川芎辛散太过，故二诊减量，三诊患者诸症已愈。

不 寐

不寐，西医学称为失眠症。是以不能正常入眠和（或者）维持睡眠困难使睡眠质和/或量不能达到正常生理需求而影响日间社会活动的一种主观体验。

【病机研究】

中医学认为，本病与心、肝、脾、肾、胆、胃等脏腑关系最为密切。《灵枢·营卫生会》："阴阳相贯，如环无端……营卫之行不失其常，故昼精而夜瞑。"李老指出，该条文明示阴阳相贯，才能昼精而夜瞑。因此，阳气不足，夜间阳气无力内潜与阴气相贯接；或阴气不足，夜间阴气无力收敛内潜之阳气；或诸邪阻碍阴阳之气相贯的通路等，使夜间阴阳之气不能顺利相贯接，阳气浮于外躁扰心神，或阳气夹邪内扰心神者，均可致不寐。其临床表现为心烦难眠。轻者入睡困难，或寐而不酣，时寐时醒，易惊醒善梦，或醒后不易复寐，重则彻夜难寐等。

李老认为，现代人不寐中尤其以情志所伤和饮食不节为病者较多。《素问·逆调论》："阳明者胃脉也……胃不和则卧不安。"现代人饮食丰富，长期饮食肥美，使脾胃运化失健，食积化热生痰，痰热扰心，易导致不寐，病久痰郁化火，则加重失眠；另外多数饮料如酒、可乐、浓茶、咖啡等也是造成不寐的原因之一；还有脏腑功能失调而导致邪气扰动心神，神不安而成本病。李老还指出，临床中还有胆虚痰扰导致的惊惕和不寐。对于胆虚痰扰导致的惊惕和不寐，李老认为是由于痰热内扰，使营卫气血阴阳运行失常，导致心不藏神、神不守舍，而发不寐、心烦不安、易惊醒等情况，《素问·六节藏象论》："凡十一脏，皆取决于胆。"李老认为，如果胆气郁滞，疏泄不利，则容易影响脾胃功能，寐中易惊易醒。因此，在治疗方面，李老治疗痰热扰心的不寐，从清热化痰、宁心安神入手，以经验方化痰安神汤施治。

【辨治经验】

李老治疗不寐一般从痰热扰心、肝胃不和、心脾两虚、心肝血虚立法选方，常用方有自拟的化痰安神汤、养心汤、归脾汤、酸枣仁汤等，起效快，疗效肯定。但李老还指出，部分顽固性失眠患者，一般虚实夹杂，三焦气机失和，气血津液不足，痰瘀互结等相兼为患，导致阴阳之气不相顺接，夜间阴不敛阳，阳不交阴，使患者无法入眠，常法不容易起效。其中有一部分实际属于气血津液之病，还有一部分属于情志和气血津液两方面的合病，与李老提出的"脾虚诸病不愈论""病伤传中论""大气因虚不转"等病机相关。王清任《医林改错·痹症有瘀血说》论"癫狂梦醒汤":"癫狂一症，……许多恶态，乃气血凝滞，脑气与脏腑气不接，如同做梦一般。"所以，情志失调引起乱梦纷纭的患者多兼气血津液失和。癫狂梦醒汤方药配伍属三焦同治之法，是气血、痰瘀、水湿同调之方，化裁后应用于情志失调引起乱梦纷纭，甚至整夜思绪烦乱不能入睡者，疗效明确。通过挖掘提炼李老诊治不寐的诊疗经验，归纳总结，主要有以下四种治疗不寐的方法。

（一）通利三焦，兼滋肾养肝法

此法主要用于肝郁气滞，病久引起三焦气血逆乱，兼肾精、肝血暗耗，导致阴虚不能敛阳，夜间阳不入阴，躁扰心神而致思绪烦乱，引起不寐。适用于舌质暗红或偏红，苔薄白，或微腻，脉弦滑，症见夜间不易入睡，思绪万千，甚者燥扰不宁、汗出、心悸等。以癫狂梦醒汤为主方，加炒酸枣仁、大剂生地黄、煅珍珠母、肉豆蔻、砂仁等。癫狂梦醒汤可通利三焦气血；炒酸枣仁配生地黄滋肾养肝、养阴安神，加煅珍珠母平肝潜阳，二者配伍敛阳合阴；肉豆蔻、砂仁温中化湿，醒脾开胃，促进诸药吸收，还可防大剂生地滋腻碍胃。

（二）补中益气，兼养血柔肝法

此为李老"大气因虚不转"诊疗思路的具体应用，患者久病不寐，症见日间乏力、气短、腹胀、纳呆、精神较差，夜间虽有睡意，但稍寐即醒，或时睡时醒，甚者彻夜不眠，舌质淡，苔薄白或腻，或边有齿痕，脉细无力等。此乃各种原因引起失眠日久，肝郁乘脾，"病伤传中"，影响脾胃运化，脾虚胃弱而致中气不足，"大气因虚不转"，清阳不升，出现心神失养之不寐，属阳气无力内潜之属。治疗从建立中气立论，以补中益气为主，兼用养血柔肝之法。以补中益气汤为主方，加生白芍、生地黄、炒酸枣仁、阿胶、琥珀等。方中补中益气汤诸药，健脾益气，建立中气；生白芍、生地黄、炒酸枣仁养肝柔肝、滋水涵木，以敛阳入阴；阿胶、琥珀养血通脉，宁心安神等。诸药合用，达到健脾益气升清阳，养血柔肝宁心神的功效。

（三）健脾补中、温肾扶阳与通利三焦合用

此为李老"脾虚诸病不愈论"的临证用药经验的具体应用，对于久病抑郁证伴不寐、乏力、纳谷不馨等的患者，其病因病机主要是由于长期被疾病折磨，气滞血瘀，肝郁乘脾，加之药物影响，脾胃失健，气血津液均显不足，脾胃健运失司，水谷不化精微，聚湿生痰化热，虚实夹杂，内扰心神。仔细查体、询问病史，患者还可伴见舌质黯

淡、苔白腻，脉细涩，沉取无力，情绪低落、思绪不宁或烦乱、纳谷不馨、乏力、精神差等症。治疗此类患者应分步施治，采用清热化痰、健脾补中、温肾扶阳与通利三焦等法合用，患者失眠及其他临床症状可逐步减轻，趋于缓解。

若拟健脾补中、温肾扶阳之法：以养心汤为主方化裁，加茯苓、甘松、肉桂、鹿角霜、小剂量巴戟天、合欢皮等。方中茯苓、甘松健脾醒胃；肉桂、鹿角霜、小剂量巴戟天温肾扶阳，合欢皮解郁安神，二者合用激发患者的脏腑机能，提高患者对生活的热情。诸药相合健脾温肾，还可助气血化生。

若拟通利三焦，兼宁心安神之法，以癫狂梦醒汤为主方，加酸枣仁、生地黄、琥珀、沉香等。方中癫狂梦醒汤通利三焦气血，酸枣仁、生地黄养阴安神；琥珀定惊安神，沉香温肾降逆，纳气归元，二药相合引阳入阴，达到宁心安神之效。诸药配伍使三焦气血通利，阴血得续，阴阳调和，心神自宁。

（四）清热化痰，宁心安神

根据临床观察，李老认为本地区痰热上扰心神导致不寐者居多，究其原因与宿食停滞导致脾受湿困，生痰化热有关。痰热上扰心神，患者则难以入睡伴易醒，李老自拟清热化痰、宁心安神之法，经验方化痰安神汤等为主方，随症加减治之。

【经验方——化痰安神汤】

组成： 黄连、清半夏、枳实、清竹茹、陈皮、炒酸枣仁、制远志、茯苓、茯神、当归、生地、覆盆子、益智仁、炙甘草、大枣。

功用： 清热化痰，养心安神。

主治： 用于痰热扰心所致的入睡困难，或寐而不酣，时寐时醒，易惊醒善梦，或醒后不易复寐，重则彻夜难寐等症。

方解： 李老以清代陆廷珍《六因条辨·卷上》的"黄连温胆汤"加味拟方。方中黄连清心泻热，又能泻火除烦；半夏辛温，长于燥湿化痰，二者共为君药。由于患者发病常痰热与胆热兼有，配伍清少阳腑热之药竹茹，并且此药归于肺、胃、胆经，利于清化热痰；与半夏相合为用，清胆热、化痰浊；治痰需理气，配以枳实行气消痰；陈皮在这里既能健脾，又可以助半夏及枳实加强行气化痰的功效。三药共为臣药之用。炒酸枣仁养心阴，益肝血而宁心安神；远志安神益智，交通心肾，还能祛痰，与酸枣仁配伍安神作用增强，为李老临床常用之药对；茯神健脾宁心，茯苓健脾渗湿以镇其动；益智仁暖肾固精，覆盆子补益肝肾、固精缩尿，根据老师临床经验，二药配伍可减少夜间易醒和夜尿频繁之症；当归养血活血，生地清热滋阴，可敛阳入阴。诸药配伍共为佐药之用。炙甘草益气和中、调和诸药；大枣养血安神，助中州脾运，二药为使药之用。诸药相合，化痰而不过燥，清热而不过寒，补益而不碍祛邪，配伍合理，使得痰热得以清化，达到清热化痰、养心安神的治疗目的。

【验案举例】

张某，女，35岁，汉族。就诊日期2014年7月。主诉：不寐心烦，夜间多梦易醒3周，加重伴口苦1周。患者自诉，平时饮食无节，近3周来夜间入眠较差，入睡困难，并有多梦易醒。近1周来上症加重并伴有口苦咽干，头昏，时有嗽痰。实验室检查，血脂无明显异常。刻下，患者入眠困难，一旦入睡后仍然易醒，醒后心烦，间断服用安定帮助睡眠，但晨起倦怠乏力，头昏不适。患者精神较差，烦躁，饮食如常，大小便正常。查体：舌质偏红，舌苔黄腻，脉稍滑。证属痰热内扰，拟清热化痰、宁心安神法。

处方：清半夏12g，陈皮9g，茯苓12g，炙甘草9g，清竹茹12g，炒枳壳12g，黄连9g，制远志12g，生姜3g，大枣3枚。4剂。

用法：每日1剂，分2次水煎滤渣取汤汁450mL，每次150mL，1日3次，餐后30分钟温服。

4 日后患者复诊，自诉入睡及易醒等症较前明显改善，但仍感口苦，舌质偏红苔白，脉滑。前方加入郁金 12g，鸡内金 15g。继续服用 7 剂。

三诊，患者自诉入眠较好，口苦明显减轻，嘱患者调摄饮食，上方继服 4 剂收功。

按语：患者多因宿食停滞，生痰化热，痰热上扰心神，导致难以入睡并易醒。胆经湿郁化热上蒸，而出现口苦，痰湿盛则频频嗽痰；舌质偏红、舌苔黄腻、脉滑均为宿食停滞，痰热内扰之征。方中诸药相合，化痰而不助燥伤津，清热而不助寒生湿，配伍合理，使得胆热、痰热皆得以清化，达到清热化痰、宁心安神的治疗目的。复诊患者口苦未减，加鸡内金善化瘀积，郁金则解郁除烦，两药合用李老治疗胆腑郁热导致的口苦的常用药对。

血 浊

中医学将血脂异常称为血浊，西医学认为血脂异常是以脂质代谢障碍为主要临床表现的病证，属于西医学的代谢性疾病。西医学研究表明，血脂异常以血清总胆固醇或低密度脂蛋白升高危害较大，它们是冠心病和缺血性脑卒中的独立危险因素之一，正因为如此，针对血脂异常的治疗是其关键。对于血浊的中医治疗，李老已潜心研究多年，认为血浊主要与脾虚痰浊有关。

【病机研究】

中医学虽然没有"血脂"的概念，它却与"脂膏"概念类似，膏脂常并称，或者以膏概脂。《灵枢·五癃津液别》："五谷之津液，和合而为膏者……补益脑髓，而下流于阴股。"说明了膏的来源，指出膏是由水谷化生，并随着津液的流行而敷布全身，有注骨空、补脑髓、润肌肤之用。随着当代人生活条件的改善，饮食结构中膏粱厚味偏多，加之暴饮暴食，损脾伤胃，导致脾胃运化失健，水谷不化精微，诱发津液代谢异常，使五谷之津液，和合为膏者不但不能滋养人，反而湿聚形成痰浊等病理产物，产生脂瘀入络等络脉病变，导致血浊。如现代医学所证实的动脉粥样硬化病变；或脂浊、痰浊瘀阻，交互为患，化热伤阴，产生消渴等代谢性疾病。诚如明代龚信《古今医鉴·痰饮》所说："夫痰属湿，乃津液所化，因风寒湿热之感，或七情饮食所伤，以致气逆液浊，变为痰饮。"本病为本虚标实，属中医学的血瘀、痰浊范畴。临床辨证多为脾虚痰浊型，组方常以健脾益气、消食化痰、活血化瘀、清热通便这些药味组合，而且具有明显的双向调节作用。李老认为，脾虚痰浊型血脂异常的病理基础为脾运不健，水谷精微不归正化，反而湿聚生浊成痰，形成脂浊等病理产物，脂瘀入络，形成血浊。

【辨治经验】

李老认为脾虚痰浊所致血脂异常，其特点为发病早期
因患者饮食失节，损脾伤胃，脾气虚弱，则运化转输无力，
水谷精微失于布散，化为膏脂和水湿，留滞体内而成肥胖；
或脾虚失运，湿聚生浊成痰，形成脂浊瘀于络脉；痰浊、
脂浊属阴，随着病情迁延，必然耗伤人之阳气，病久，脾
阳虚衰则痰浊更加偏盛，肾阳虚衰则血液鼓动无力，水液
失于蒸腾气化，致血行迟缓，水湿内停，脏腑损伤均可导
致气机不畅、津液输布的异常，使痰瘀湿浊内停而致形胖。
脾失健运，则气血生化不足，气机阻滞而手足作胀；肢体
肌肤失于濡养，故倦怠乏力，形胖肢肿；还可出现舌胖，
苔白腻，脉沉细等脾阳虚，湿浊盛之象。因此，李老提出
临床中血浊以脾虚痰浊和脾阳虚衰兼痰浊偏盛两型多见。

《类证治裁·内景综要》："六腑传化不藏，实而不能满，
故以通为补焉。"因此在六腑来说，"通"和"降"是一种
正常的生理状态，如果这种状态出现太过或者不及，就会
产生病理状态。正常情况下六腑是"泻而不藏"的，如果
机能异常，则会导致水谷与糟粕的停滞或者是积聚，这种
停滞或者是积聚的现象属于六腑实证。李老以《黄帝内经》
中关于六腑"传化物而不藏"为基础，通过应用泻浊通便
之方药而获效，并总结凝练出"六腑以通为用，化通为补"

的学术思想，六腑之病宜开通，要注意宣通腑气。只有疏通六腑气机，才能达到升清降浊之功效。因此，在治疗方面，李老提出血浊的脾虚痰浊型以健脾泻浊为大法；脾阳虚衰兼痰浊偏盛型则以扶阳健脾、泻浊利湿为大法。针对脾虚痰浊型，早在十余年前，李老就已经研发了行之有效的我院内部制剂化脂丸，对降脂减肥疗效确切。

【经验方——化脂丸】

组成： 大黄、绞股蓝、枳实、茯苓、生山楂、草决明。

主治： 肥胖症和脂代谢异常，以及身体困重伴排便不畅等症。

功用： 健脾益气，泻浊通便。具有减肥和调节血脂的作用。

方解： 本病以脾虚为本，痰湿内盛，脂浊瘀阻络脉为标，属本虚标实之证，而本方的治则治法立足于以"泻实"为基础，而兼有以通为补，健脾益气助运化之功。方中大黄荡涤肠胃，从根本上祛除寒热邪气，并驱逐五脏积聚，从而达到推陈致新的作用。大黄的现代药理研究表明，大黄除有泻下通便的作用外，还能够使肠蠕动增加，这样从动力源上促进了食源性脂肪的排泄，减少食物中甘油三酯、胆固醇的吸收，产生有效的减肥调脂作用，也正是"六腑以通为用"的体现。杨栗山《伤寒瘟疫条辨·卷三·大便自利》

曰："大黄，苦能泻火，苦能补虚，世人皆知，人但知建良将之大勋，而不知有良相之硕德也。"大黄有通腑且补益的临床作用。绞股蓝味甘苦，性寒无毒，归脾、肺经，它长于健脾益气，化痰止咳，清热解毒。李老指出，绞股蓝具有类似人参的作用，而无人参的偏温之性。现代药理研究表明，绞股蓝中主要含有皂苷、多糖、黄酮类等化学成分，具有降血糖、降血脂、保肝、抗氧化、抗衰老、保护心脑血管等作用。与大黄配伍能增强泄实补虚、健脾泻浊的作用，共为君药。以枳实为臣，以加强君药大黄的泄实之效。枳实苦而性微寒，能够入脾、胃、大肠经。因为它苦泄力大，而且行气作用较强，所以为破气药，枳实性沉降而下行，能理气除痞，消除胸腹痞满不适，又兼有化痰开痹、消积导滞的作用，与绞股蓝配伍消积导滞而不伤正气。茯苓健脾渗湿，生山楂能够化饮食，消除内积，兼有消滞血胀痛的作用，二者合用健脾助运化，同时茯苓还可助绞股蓝健脾益气、化脂浊之功，生山楂又可助大黄加强泻浊消积之效，二者共为佐助之用。草决明味甘、苦，性微寒，入肝、肾、大肠经，能够清肝明目、消除膏脂，还具有润肠通便之功用，可增强大黄和枳实的通腑泻浊之力，促进脂浊代谢，又能弥补大黄与枳实同用所致的伤阴之弊，为佐使之用。

加减： 扶阳健脾加炮附子；湿重者加苍术；气滞明显者加厚朴、香附；有食积者加神曲、麦芽；痞满明显者加木香、砂仁。

【验案举例】

李某，男性，39岁，汉族。就诊日期2014年4月，节气谷雨。主诉：头昏倦怠无力反复1年，加重1周。患者自诉近1年来常感头昏，身体沉重，时有倦怠乏力，近1周来无明显诱因症状加重，偶感胸闷不适，无头痛，无视物旋转，无黑蒙，无恶心呕吐。实验室检查TC 5.94mmol/L，TG 2.14mmol/L，HDL-c 0.92mmol/L；BMI指数 25.1kg/m^2。刻下，患者形体肥胖，患者精神尚可，饮食如常，大小便正常。患者有血脂异常病史3年余，嗜食肥腻之品。查体：BP 128/90mmHg。心、肺、腹未见明显阳性体征；舌淡，苔白滑，脉滑。证属脾虚痰湿，治宜祛痰除湿、健脾益气。

处方： 生大黄9g（后下），茯苓12g，半夏12g，陈皮9g，炒枳实12g，生山楂12g，绞股蓝12g，草决明12g，炙甘草9g，全瓜蒌9g。7剂。

用法： 每日1剂，分2次水煎滤渣取汤汁450mL，每次150mL，1日3次，餐后30分钟温服用。

复诊： 患者大便较前顺畅，自觉头昏症状明显减轻，胸闷消失，前方去瓜蒌继续服用7剂，此后改为李老经验方，院内制剂"化脂丸"继续口服12周，复查血脂恢复正常，BMI指数 23.9kg/m^2。

按语： 组方以健脾补中之法治其本，祛湿泻浊之法治其标，在"泻实"的基础上兼以健脾清肝补虚，达到标本兼治的目的。以大黄为君，逐五脏积聚，荡涤肠胃，推陈致新。茯苓为臣能健脾渗湿。佐以半夏，辛温而燥，最善燥湿化痰；陈皮理气，燥湿化痰，使气顺痰消；枳实理气除痞，兼能化痰以开痹，消积以导滞；生山楂"化饮食，消内积"；绞股蓝益气健脾，清肺化痰；草决明清肝润肠，缓泻而加强泻浊之效；瓜蒌化痰宽胸。甘草为使，益脾和中，调和诸药。

由于饮食者，多伤人六腑，临床中"湿、肿、满"皆可从脾来论治。而内湿之生，多由脾运不健，水谷之湿不化，或由恣食生冷肥甘，痰湿内蕴所致。饮食水谷通过胃的游溢，脾的散精而成津液。其水液运行输布，又依赖于脾的转输上行，肺的宣降以通调水道和肾的蒸化开合，分清泌浊作用，而其首要尤在于脾胃。脾位居中焦，不但是人体气机升降运动的枢纽，而且是水液代谢的重要场所。痰饮乃水湿积聚而成，造成水湿积聚之由，又因于脾胃之虚。如脾胃虚弱，上不能输化散精以养肺，脾肺气亦虚，易受外邪所犯，肺之敷布津液、通调水道功能失职，水液内停聚而为痰饮。因此治宜祛痰除湿、健脾益气。治用大黄，大黄与枳实、草决明相配合可泻除肠中积滞的垢腻糟粕；并与生山楂相合可化除积痞消除腹胀。配合绞股蓝补气养阴，气为血之帅，气旺则血行不滞，同时配合茯苓，加强健脾化湿的作用，帮助机体新陈代谢，并配伍半夏、陈皮等理气化痰之品而奏奇效。

第二节　肺系病证

外感咳嗽

李老认为，北方地区四季分明，秋、冬、春三季季节交替之时，寒温气候变化明显，夏季昼夜温差也比较大，所以当地居民，起居不慎，寒温失宜，则易感受外感风邪或风寒之邪；加之北方居民皮肤致密，外感风邪或风寒之邪郁闭肌腠不解，郁而从热化，易见发热、鼻塞、咽痛、全身乏力酸痛、咳嗽等症，当属寒包热邪的肺卫郁闭之证；另外本地区居民饮食辛辣偏颇、气候干燥偏凉等诸多因素交互作用，还易患邪郁卫表从热化的瘾疹、痤疮、痄腮初期、鼻渊、紫斑之病。李老对外感热病诊治经验丰富，结合本地区地理和人文环境，对温病辛凉平剂"银翘散"的创新性应用，是其辨病、识证准确，临床用药灵活的又一典范。

【病机研究】

银翘散源于清代吴鞠通的《温病条辨·上焦篇》，是其专为治疗温热病而设的辛凉解表之平剂。李老感悟银翘散立方之意，遵《素问·至真要大论》"风淫于内，治以辛凉，佐以苦甘，以甘缓之，以辛散之"之训，创辛凉复辛温之则，拟疏邪透表、清热解毒之治法，创立了用于治疗邪郁卫表的疏邪透表、清热解毒的治法和基本方。根据寒热邪气在表、入里之深浅，调辛凉或辛温用药之比例，随症加减，不仅对治疗风热外感、风寒外感郁久化热，导致乳蛾肿、喉痹，热毒袭肺之肺炎喘嗽等病有很好疗效，还可用于瘾疹、痤疮、痄腮初期、鼻渊、紫斑而属邪郁卫表化热之证的治疗，临床疗效显著。

【辨治经验】

李老临床中善于在外感肺系疾病中灵活应用银翘散。风热邪气侵袭肺卫见于外感病的初期阶段，邪自皮毛而入，病在手太阴肺经，病位在表，病势尚轻，但化热里传之势较速，属温病学范畴。如《温病条辨·上焦篇》："凡病温者，始于上焦，在手太阴肺经。""太阴风温、温热、温疫、冬温，但热不恶寒而渴者，辛凉平剂银翘散主之。""太阴温病，恶寒解，余并不解者，银翘散主之。"受银翘散立方之意启发，李老在临床中将其进行扩展应用，创立辛凉复辛温法，李老分析：①外感风热之邪，邪郁皮毛，手太阴肺经气化不利而见上症，宜辛凉复辛温法，以大量辛凉透表、清热解毒之药与少量辛散透表药配伍为宜，意在清透并用，透邪出表，以防止寒凉之药冰伏热邪；②北方人皮肤致密，外感风邪或风寒之邪郁闭肌腠不解，郁热不能外达而从热化，形成寒包热证，而见发热、鼻塞、咽痛、全身乏力酸痛、咳嗽等肺卫郁闭之症时，仍宜用辛凉复辛温法，以辛凉宣透、清热解毒之药为主，以辛温发散透表之药为辅，宣散郁表之风寒，助郁热之邪外达；③风热疫毒直接自口鼻吸入，邪郁肺卫，此类虽传变迅速，初期仍宜辛凉复辛温法，迅速透解肺卫之邪，直折病势，可防疫毒传变；④本地发病有夹邪者，不外夹燥或夹湿、儿童还易夹食积、孕妇体虚之人还易夹虚，故应根据地域特色，进行加减。

根据多年的临床经验，李老遵北方地域特色，自拟银连解表汤，治疗邪郁腠表、肺经气化不利之证。该方在疏风透表、清热解毒同时，还可加利湿化热之品，表里同治。

【经验方——银连解表汤】

组成： 银花、连翘、荆芥穗、桔梗、芦根、薄荷、炒牛蒡子、蝉蜕、僵蚕、生甘草。

功用：疏风透表，清热解毒。

主治：外感发热、头痛、咽痛、咳嗽之证。

方解：方中银花，味甘性寒，透热解表，"清络中风热实邪，解温疫秽恶浊毒"；连翘，味苦性微寒，"能透肌解表，清热逐风，为治风热之要药"，二药气味芳香，既能透邪出表，又能清热解毒，避秽化浊，重用为君药。薄荷辛凉，善散上焦风热而清利头目、咽喉；牛蒡子辛苦而寒，外散风热而疏表，内解热毒而消肿利咽，二药辛开苦降，疏散风热同时，又清利头目，解毒利咽；荆芥穗辛而微温，长于表散风邪，与大队辛凉药物配伍，即增加全方辛散透表之力，又制约寒凉药之偏性，风寒袭表恶寒未解时可加重其用量；桔梗苦而辛平，既善开宣肺气，祛痰利咽，又兼排脓；以上四药配伍，助君药发散透表、祛邪外出，俱为臣药。邪郁肺表，肺气失宣，肺系不利，蝉蜕甘寒，疏散风热同时，有长于祛风解痉而开音；僵蚕咸而辛平偏凉，既善化痰，又能祛风止痛、解毒散结；芦根性凉能清肺热，味甘多汁，更善滋养肺阴，还能清热利尿，以防湿热互结于内，为热邪下行找出路，舌苔白腻时，可加大其用量，使湿热之邪从小便而去，三药共为佐药；生甘草味甘性平偏凉，调和药性同时，兼解毒护卫，安中缓急，又合桔梗清热解毒、开肺利咽止咳，为佐使之用。

加减：风寒郁表化热者，加麻黄、羌活、细辛、生姜之属，以开肺解表寒之郁；头痛较甚时桑叶易薄荷，且桑叶用量宜大，还可根据病邪所犯经络不同加羌活、川芎、细辛、炒蔓荆子、白芷等，则散风邪、清利头目、散阳经诸邪之力更强；口渴为夹燥或热邪伤阴之征，加沙参、麦冬、天花粉养阴润燥；发热重恶寒轻者，加竹叶、淡豆豉；高热不退加大剂石膏，同时加知母、滑石；鼻塞流清涕加辛夷花、苍耳子、白芷；咽痛甚加射干、玄参、细辛；乳蛾肿大痛甚影响吞咽时，加马勃、夏枯草、浙贝母、生牡蛎，解毒消肿同时有软坚散结之用；喉痹气结如物阻隔者加玄参、马勃、升麻、川贝母、清半夏、木蝴蝶等，以祛风痰，解热毒，开痹利咽；咳嗽痰多加二陈、前胡、白前、蜜枇杷叶、蜜款冬花；干咳甚加杏仁、炒枳壳。杏仁、炒枳壳宣降肺气，与炒牛蒡子、桔梗配伍，升降开阖，止咳利咽，内外通和，复肺气宣降之司；感冒迁延日久，正气渐损者加党参、黄芪、葛根，既益气生津扶正，有助阳宣透、清肌腠遗邪；夹饮食积滞，加焦三仙；湿甚者加苏叶、藿香、滑石，以宣表化湿；肺炎喘嗽者合麻杏石甘汤用之，并加重麻黄、石膏用量，石膏可用至45g以上；痰黄量多时加大剂鱼腥草，并酌情加入活血通络之品，如丹参、地龙、全蝎等，以加强化痰止咳之力，促进病灶吸收之效。

附 鼻渊、痄腮、瘾疹、痤疮

鼻渊、痄腮、瘾疹、痤疮见邪热郁表之证者，就其病因而言，或由风热郁于肺卫不解引动伏邪而发；或因肺胃热邪素甚复感外邪，内外合邪从热而化，发于肌表或循经上蒸发于咽喉、头面等处。

（一）鼻渊

汪昂《医方集解·卷下之十四》："鼻流浊涕不止曰鼻渊，乃风热烁脑而液下渗也。"揭示早在明末清初，医家已发现鼻渊的发生与风热之邪内袭、侵犯脑窍有关。鼻渊以鼻塞、流涕、头痛为主症，临床表现为发病时患者嗅觉减退，不闻香臭，流清涕或浊涕，头痛局限于前额、眉棱骨及目眶下，为鼻窦炎好发部位。部分患者头痛剧烈，或伴咽痛、发热等外感表证。李老认为，鼻渊急性发作期是由风热或风寒郁于肺卫引动鼻窍伏邪而发，乃患者素体肺脾不健，痰饮伏于鼻窍，逢外感之邪引动发病。故拟以疏风解表，宣通鼻窍，化痰利湿之法，以银翘散合苍耳散加减治之。

经验方——银翘苍耳汤

组成：炒苍耳子、白芷、炒苍术、辛夷、细辛、金银花、连翘、羌活、川芎、煅青礞石、炒蔓荆子、炒蒺藜、桔梗、芦根、荆芥穗。

功用：疏风解表，宣通鼻窍，化痰利湿。

主治：肺经风热的鼻塞、流涕、头痛等。

方解：邪郁肺卫不解，肺气不宣、肺窍不通。病久子盗母气，脾虚气津不布，湿聚化浊为涕、为痰，则鼻流浊涕。病情迁延不愈，痰饮伏于鼻窍而成鼻渊。又因新感外邪引动伏邪而复发或加重。发病时除鼻窍局部湿浊为患外，常伴有肺卫表证，故治疗仍在疏风解表透邪外出基础上进行化裁，方中苍耳子甘温有祛风除湿，通窍止痛之功；白芷辛温香窜，祛风通窍，善走阳明；炒苍术辛散温燥、健脾燥湿，能祛风寒湿邪；辛夷辛温，疏散风邪、宣通鼻窍；细辛辛温走窜，祛风散寒、通窍止痛，上述五药均为李老治鼻渊之良药；金银花、连翘辛凉透表，清热解毒，即可助以上四药祛风通窍，又可制约其辛燥之偏性，还可透壅滞之热邪；羌活、荆芥穗升浮发散透邪解表；炒蒺藜入厥阴，祛风止痛，引诸药入颠颞；炒蔓荆子善清头目而治头面诸疾；川芎辛温行散，入血走气，上行头颠，善活血行气，祛风止痛；煅青礞石甘咸软化、性平偏凉，入肺经，善化顽痰，为治顽痰、老痰胶结之良药，对诸鼻窦渗液较多、胶黏难化者疗效甚佳。桔梗苦而辛平，既善开宣肺气，祛痰排脓，又为载药之舟；芦根清热生津，又利尿使湿热之邪从前阴而出。诸药相合，共奏疏风解表、宣通鼻窍、化浊除湿之效。

（二）痄腮

本病由温热邪毒两感于肺卫及少阳所致，临床表现以发热、咽痛、耳下腮颊漫肿疼痛为特征。温热邪毒郁于肺卫肌表，故见发热，咽痛；邪从口鼻而入，壅阻少阳经脉，温毒与气血相搏，阻滞经脉，故耳下腮颊漫肿疼痛。中医学称为痄腮，民间俗称"蛤蟆瘟"。由于病邪初入少阳，且未离卫表，故拟以疏风清热、解毒散结，兼透少阳邪热之法。

经验方——银柴解毒汤

组成： 金银花、连翘、柴胡、薄荷，马勃、炒牛蒡子、元参、桔梗、板蓝根、黄芩、黄连、生甘草。

功用： 疏风清热、解毒散结，兼透少阳邪热。

主治： 温热邪毒引起的发热、咽痛、腮颊漫肿疼痛等症。

方解： 痄腮属温病范畴，初期温热邪毒郁于卫表，兼入少阳半表半里，病邪尚浅，故治疗应以透邪出表为主，兼清少阳之热毒，防止病邪传里。故方用金银花、连翘、薄荷、牛蒡子清宣透表、清热解毒，遵叶氏轻清泄降，轻可去实之法，以祛卫表之邪。柴胡苦、辛、微寒，入胆经，既清散少阳半表半里之邪而和解退热，又引诸药入少阳，以透少阳之热毒外散，从表而解。桔梗载诸药上达头面，为舟楫之用。元参、马勃、板蓝根消肿散结利肺气。温热邪毒化热里传最速，故方用黄芩、黄连清热泻火，祛上焦热毒，防邪里传；且柴胡、黄芩合用，善清少阳邪热；诸药相合，清透并用，升降相依，相反相成，互为制约。生甘草解毒利咽，且调和诸药药性。诸药配伍，疏散清透并用，共奏外透肺卫温热，内清少阳半表邪毒之功。

（三）痤疮

本病的发生与多种因素有关，或因饮食辛辣厚味，生湿化热，上蒸头面；或因肺胃热邪素甚，郁久化热，发于阳明经及太阳经循行部位，如面颊、前额、后背等处。临床表现皮疹色红或痒，严重者皮疹泛发、化脓、痒痛相兼。《素问·至真要大论》曰："诸痛痒疮，皆属于心。"此"心"代言火邪和病邪所犯部位为血脉，揭示诸痛、痒、疮等症与热郁血脉有关。李老认为，本病病因病机以肺胃郁热，或饮食厚味积滞不化，湿热内蕴循经上蒸为主。治以清热解毒，疏风祛湿，兼泄胃腑郁热。病轻以银翘散为基础化裁应用，病重则以银翘散合当归拈痛汤化裁治之。

经验方——银翘消痤汤

组成： 金银花、连翘、防风、生甘草、炒僵蚕、蝉衣、厚朴、茯苓、紫草、白鲜皮、大黄。

功用： 清热解毒，疏风祛湿，兼泄胃腑郁热。

主治： 用于皮疹色红，或泛发、化脓、痒痛相兼的痤疮。

方解： 肺胃之热内郁上蒸，皮疹发于颜面，邪郁于卫表，有外发之势，故用金银花甘寒，芳香疏透，既能清透在表之邪，又能清解肺、胃、大肠之热。连翘清热解毒、疏散郁热，消肿散结，素为"疮家之圣药"。防风外散表邪，祛湿解表。炒僵蚕、蝉衣祛风止痒，解毒散结。紫草凉血活血，解毒透疹。白鲜皮苦寒，清热解毒、祛风燥湿、止痒。厚朴苦温燥湿行气，既除胃肠之积滞，又理胃肠之滞气；茯苓健脾燥湿；大黄荡涤胃肠之湿热瘀滞。三药相合行气畅中，健脾燥湿，清胃通腑，复胃肠传导之司。生甘草解毒益气，兼以调和诸药。诸药配伍，共奏清热解毒、疏风祛湿、清肺胃郁热之效。病情较重，疮疹化脓连片，则以银翘散合当归拈痛汤化裁治之，在原方基础上加茵陈、黄芩、猪苓、泽泻、苦参等清利湿热之品，使湿热从小便而去；当归辛润通络、养血活血，兼可制约诸药利湿伤阴之偏性；皂角刺开结行滞、破坚化积。当归与皂角配伍，遵叶氏"久病入络"之病机理论，创开结行滞、辛润通络之法，配入方中，酌加白芷、白蒺藜可逐步消退疮疹化脓后遗留的疤痕。

内伤久咳

　　因外感咳嗽迁延不愈，损伤肺气，肺虚邪恋会导致内伤久咳，此类咳嗽临床比较难治。

【病机研究】

　　李老指出，肺系疾病发病初期，未经误治，则病因易辨。遇病情迁延，或他医误治，则病因病机隐匿，须详细问因审机。以久病肺气受损，首先母病及子，故使肾气受累者最多；还有因子盗母气，影响心血运行，产生瘀血阻络者；还有久咯痰多，伤阴耗气，反生干咳，而出现肺燥津伤者；还有输液过多，脾受湿困，湿聚生痰，影响肺气宣降者，如《伤寒论·辨太阳病脉证并治》中"反以冷水潠之，若灌之"所致坏病；还有病中情志波动，木火刑金者；还有因过服苦寒药物，损伤肺脾者。临床表现中，病情轻者症见咳嗽、咯痰、纳谷不馨等，重者则频咳遗尿、失气，或两胁抽痛，或哮，或喘，或肺胀、腹满不能食等。正如《素问·咳论》曰："五脏六腑皆令人咳，非独肺也。……五脏之久咳，乃移于六腑。"总而言之，久咳迁延，必藏虚象，以母病及子为最常见。

【辨治经验】

李老认为，本地区久咳不愈者多属外邪久恋，内伤肺气，导致肺之清肃之令不行而发病。李老还强调，痰液其实为津液所化，反复咯痰，必损肺中津液，久则金水同病，下及伤肾。故此，治疗此类肺病久咳之症，李老多从肺肾论治，善用金水相生、化痰止咳之法。但李老并不是所有久咳都从肺肾论治，还要根据久咳的主症、兼症，辨病的根源。李老强调，对于久咳的辨证，辨主症和兼症有时同等重要，主症反映病情的严重程度，兼症反映潜在的伏邪因素，是久咳不愈的根源所在。因此，辨治久咳，临证必须症舌脉合参，主症和兼症仔细辨析。

（一）滋肾益肺，化痰止咳法

咳嗽频、痰多，咳则遗尿，怕冷，遇天气变化加重，苔腻，脉滑者，属肺肾两虚、痰浊壅肺证，宜从滋肾益肺、化痰止咳论治，选自拟方伊贝久咳汤化裁。

（二）滋阴润肺，生津止咳法

久咳频剧，以干咳为主，咽干痒，或伴舌质红，苔剥不全，脉细者，属肺燥津伤证，宜从滋阴润肺、生津止咳论治，选沙参麦冬汤化裁。在润肺止咳同时，加入少量滋肾养血之熟地、当归，清热化痰之胆南星，则止咳效果更明显。诸药配伍用药经验有三：①金水相生，速补肺津；②沙参与胆南星配伍，润肺化痰，祛风解痉；③胆南星，燥湿化痰，可防诸滋阴润燥药，助湿生痰。

（三）健脾化痰，理气止咳法

咳嗽，痰多，纳呆，咳甚则呕逆，苔白腻，脉滑者，属肺脾两虚、痰湿壅肺证，宜从健脾化痰、理气止咳论治，常用理中化痰丸化裁，也可佐以滋肾之品，以防辛燥化痰之品伤津，并可子壮母气，助肺气宣发。

（四）疏肝理气，清肺化痰法

咳嗽每因情绪波动加重，咯痰量少，或色黄、胸闷气憋、情绪烦躁者，属肝火犯肺证，宜从疏肝理气、清肺化痰论治，常用柴胡枳桔汤化裁，也可在方中加入滋肾清热之生地，滋水涵木、平抑肝火。

（五）滋肾化痰，活血通络法

夜间咳嗽较剧者，属痰瘀阻络证，从滋肾化痰、活血通络论治，以金水六君煎加瓜蒌、丹参等治之。

【经验方——伊贝久咳汤】

组成： 伊贝母、当归、熟地黄、生地黄、清半夏、茯苓、陈皮、炒僵蚕、蝉蜕、徐长卿、干姜、炙甘草。

功用： 滋肾益肺、化痰止咳。

主治： 肺肾两虚、痰浊壅肺证。以咳嗽频，咯痰量多，痰易咯，咳则遗尿，怕冷，舌质红，苔白腻，脉滑为主症。

方解： 本方以《景岳全书·卷五十一·金水六君煎》化裁，突出道地药材伊贝母的应用。方中伊贝母味苦、甘，性微寒，归肺、心经，清热润肺、化痰止咳，用于肺热燥咳，阴虚劳嗽等。因其产于新疆西北部（伊宁、绥定、霍城），生于海拔 1300~1780m 的林下或草坡上。李老认为其生长位置西北，海拔较高，当属肺金适用，而肺肾为母子关系，二脏病理相互影响，一脏虚弱可导致另一脏不足，伊贝母具有一定的补益作用，故利于治疗内伤肺阴虚损。当归补血活血；熟地黄养血滋阴，填精益髓；生地黄清热滋阴。三药配伍，养血生津，金水相生，能补肾益肺，共为君药。清半夏燥湿化痰，茯苓健脾渗湿，陈皮理气止咳，三药共为臣药。炒僵蚕解毒散结、祛风止痉，蝉蜕凉散风热、息风止痉，徐长卿祛风解毒，三药配伍能助臣药疏风化痰、解痉止咳之力，共为佐助之药。干姜温肺化饮，能引诸药至病所；甘草益气补中，调和诸药。二药共为佐使之药。诸药配伍金水相生，肺肾同治，培本清源，同时又能化痰止咳，故而对慢性咳嗽有良好疗效。

【验案举例】

曹某，女，42岁。2014年12月10日初诊。以咳嗽咯痰反复发作3个月，加重5天为主诉就诊。追问病史，3月前，患者因感冒诱发咳嗽、咯痰频作，口服药物治疗不效，经输液治疗，感冒诸症缓解，咳嗽咯痰减轻，但未痊愈。由于工作太忙，故停输液及其他药物治疗，此后咳嗽、咯痰间歇性发作，咯痰量多，色黄白相兼，遇受凉加重，自服止咳化痰药物治疗可控制。5天前，因感受风寒诱发咳嗽咯痰，伴咽痛，自服药物治疗，咽痛愈。但日间咳嗽咯痰加重伴遗尿，夜间咳嗽咯痰，为求彻底治愈，故来就诊，以寻求中医治疗。刻下：咳嗽、咯痰日间为重，咯痰量多、色黄白相兼、易咯，咳甚遗尿，纳可，夜尿频，精神欠佳，二便正常。舌质红，苔薄白，脉浮滑。查体：双肺呼吸音粗，未闻及干湿性啰音。胸片示：双肺及纵隔未见异常。李老辨证以外邪束表，痰热蕴肺，兼肺肾两虚为主。拟治法为疏风透邪、兼滋肾化痰。方药以自拟方伊贝久咳汤和银连解表汤化裁。

处方：伊贝母 12g，当归 12g，生地黄 15g，清半夏 15g，茯苓 15g，陈皮 15g，生姜 15g，杏仁 15g，白前 12g，荆芥穗 15g，桔梗 12g，金银花 15g，连翘 15g，党参 15g，炙甘草 9g。

用法：3 剂，水煎 450mL。分早、中、晚 3 次温服。

2014 年 12 月 14 日二诊，患者自述，服药后咳嗽咯痰明显减轻，咯痰量减少、色转白、易咯，夜间咳止，遗尿止，仍迎风受凉易咳。舌质红，苔薄白，脉细滑。听诊双肺呼吸音清，未闻及干湿性啰音。结合症、舌、脉，患者表证已解，李老辨证为肺肾两虚，痰阻肺络。故原方减银花、连翘透邪出表之品；陈皮、生姜、荆芥穗各减为 9g，清半夏减为 12g，以防诸药辛温化燥伤阴；熟地易生地；另加防风 15g，炒僵蚕 12g，蝉衣 12g，徐长卿 15g，5 剂，煎服方法同前。

2014 年 12 月 20 日三诊，患者自述，咳嗽、咯痰偶作，仍受凉、或感受风寒欲咳，余无不适。舌质红，苔薄白，脉滑缓。为巩固疗效，欲求前方继服。李老辨证为肺肾两虚、卫表不固，治法为滋肾化痰、益气固表，处方：伊贝母12g，当归12g，熟地黄24g，清半夏12g，茯苓15g，陈皮9g，生姜9g，黄芪15g，防风15g，炒僵蚕12g，蝉衣12g，徐长卿15g，炙甘草9g。7剂，煎服方法同前。

按语：本患者因外感受邪感冒，诱发咳嗽、咯痰迁延不愈，又因受寒新感外邪加重。故此，综合症、舌、脉，初诊李老辨证为外邪束表，痰热蕴肺，兼肺肾两虚证。初诊治疗以清透并用，兼滋肾益肺为法，方拟伊贝久咳汤。二诊，随着表证的解除，温肺滋肾之品的作用发挥，使肺主通调水道之功得复，膀胱气化之令得行，遗尿止。李老去银花、连翘寒凉之药，用熟地易生地，养血滋阴，补肾益肺之效更专，另加防风、炒僵蚕、蝉衣、徐长卿等疏风化痰，解痉止咳，使患者咳嗽诸症很快缓解。根据李老多年临床经验总结，李老认为久咳不愈，易兼西医学所述的气道高敏反应，炒僵蚕、蝉衣、徐长卿三药配伍解痉止咳，具有解除气道高敏状态之效。三诊，李老在方中加益气固表之黄芪、当归与熟地配伍，金水相生，填精补虚，培补久咳损伤的肺津和肺气，使临床疗效得以巩固，患者身体得到康复。本病例患者的诊治特色是李老中西医结合的诊疗思路。在肺肾同治，培本清源的同时，加入解痉止咳之品，解除气道高敏状态。诊治过程中，既注重患者的中医辨证，又借鉴西医学的临床诊疗思路，用西医学理论指导临证加减用药，最终使患者久咳治愈。

肺 癌

肺癌属恶性肿瘤，病情复杂，变化迅速，易转移，呈进行性加重趋势，临床治疗效果欠佳。中医学认为，肺癌的病机多为痰热瘀毒蕴结于肺，毒邪久恋，发生癌病，属不治之症。李老在诊治癌症方面有丰富的临床经验，对肺癌的治疗研究也取得了一定的临床疗效，不但能延长患者生命，减轻放化疗的副作用，还能迅速控制临床症状，提高患者生存质量。

【病机研究】

李老认为，肺癌病情发展隐匿，多数发现已到晚期，故属本虚标实之证。本虚者，正气虚损，元气不足；标实者，瘤毒瘀塞，阻于肺络。在上则肺气阻滞，咳嗽、气喘、气憋、咯痰不利；在下则肾气亏虚，久病阴损，肾阴亦不足。肾气虚则元阳亦虚，一则肾不纳气，气喘、气短、咳嗽频发，二则正气蓄发无源，导致正虚邪盛，或正虚邪恋；痰本为阴液所化，咯痰久必伤阴耗液，加之痰毒内蕴，化热伤阴亦是必然，故久病阴损，肾阴不足则元阴亦虚，形成肺肾同病的病理机制。

【辨治经验】

李老治肺癌善从肺肾入手，用金水相生之法，拟方化痰解毒汤。该方健脾化痰、滋肾益肺，兼解毒散结，先后天兼顾。肺气旺，则有宣肃之能；肾精得滋，阴阳互生，肾气强则气化有常，脾健则痰湿得化，津液回归常道，再加解毒散结之品，对于治肺癌，扶正抗瘤毒大有裨益。

【经验方——化痰解毒汤】

组成：生地黄、熟地黄、当归、清半夏、夏枯草、川贝母、白花蛇舌草、陈皮、茯苓、炙甘草。

功用：滋肾益肺，解毒散结。

主治：肺癌属肺肾两虚，兼痰毒内蕴证，以咳嗽、咯痰、气憋、反复发作伴乏力，舌质暗红，苔白腻，脉沉为主症者。

方解：李老认为肺癌的发生与肺肾两虚、痰毒内蕴有关，故善用金水相生之法治之，拟方化痰解毒汤。方中当归补血活血，熟地黄养血滋阴、填精益髓，生地黄清热滋阴，三药配伍，养血生津，金水相生，能补肾益肺，共为君药；白花蛇舌草清热利湿、解毒消痈，夏枯草清热散结，清半夏燥湿化痰、贝母化痰止咳，四药合用，助君药扶正抗邪，化痰止咳，抑瘤生长，共为臣药；茯苓健脾渗湿，陈皮理气止咳，共为佐助之药；甘草益气补中，调和诸药之性为佐使之药。诸药配伍金水相生，肺肾同治，培本清源，同时又能化痰止咳，抑瘤生长，故而对肺癌有一定疗效。

加减： 临证可根据兼症加减用药，咯血者，加白及、藕节炭等；咳嗽频、痰多、咯痰不利去生地黄，加葶苈子、煅青礞石等；抑制肿瘤生长和扩散加用猫爪草、莪术、三棱等通络解毒之品；减小或消除肿瘤用浙贝母、生牡蛎等解毒散结之品；益气扶正用党参、黄芪等。治疗中还配以鳖甲煎丸长期口服，软坚散结，协同抑制肿瘤生长。

【验案举例】

齐某，女，62岁。2013年2月22日就诊。以"咳嗽反复发作1年，加重伴咯血3天"为主诉，就诊于本院。追问病史：2012年2月因胸闷、气短、咳嗽反复发作，经治疗效欠佳，经支气管镜检查，确诊为左肺癌。该患者因家庭经济条件较差，且岁数偏大，形体消瘦不能耐受放化疗，故慕名前来寻求中医治疗。经李老1年治疗，患者病情平稳。3天前，因受凉感冒胸闷、气短、咳嗽复发，伴咯血，属痰中带血，自服感冒药物治疗，感冒症状缓解，但咯痰、咯血等未见减轻，故来诊。刻下：咳嗽、咯痰、胸闷、气短不能平卧，咳少量暗红色血，寐差，纳少，精神差、二便正常。舌质红，苔薄白，脉濡细滑。听诊左肺可闻及少量干啰音。

西医诊断：左肺癌。

中医诊断：血证（咯血）；肺积。

辨证：热毒蕴肺。

治法：清热解毒，化痰止血，兼益气养阴。

方药：清半夏 12g，陈皮 9g，茯苓 15g，炙甘草 9g，当归 12g，生地黄 24g，党参 15g，白花蛇舌草 30g，猫爪草 15g，金银花 15g，连翘 15g，白及 15g，藕节炭 15g，蜜紫菀 15g，枇杷叶 15g。

用法：14剂，水煎服。另服鳖甲煎丸 9g，1日2次，口服。

2013 年 3 月 10 日复诊，患者咳嗽、咯痰、胸闷、气短较前减轻，咯血亦减，精神较前好转。前方有效，另加浙贝母 15g，夏枯草 30g，生牡蛎 30g，继服 14 剂，水煎服。

2013 年 3 月 24 日复诊，咳嗽等症较前再次减轻，能间断性平卧 3 小时左右，咯血已止。上方减白及、藕节炭，加生黄芪 60g，生白术 12g，炒麦芽 15g。继服 30 剂，水煎服。

后续复诊随访，病情比较平稳，虽有多处转移，患者仍带瘤生存至今。

按语：本患者属肺疾复感新邪，寒郁热闭，导致肺气失宣，引发咳嗽加重，损伤肺络，出现咯血。李老从热毒蕴肺立证，治疗中正邪兼顾，既注重肺疾久则金水均损之本质，又注重新邪引动伏邪使病证加重之标象。养血滋肾益肺、扶助正气抗邪的同时，针对兼症，加入清热解毒、止血及止咳化痰之品，通过加减用药以祛兼邪。病情平稳时，加大剂益气扶正、解毒散结之品，以养正祛邪，使患者能带瘤生存至今。

李老治疗肺癌有四大特色：①治肺癌注重肺肾的金水相生作用；②针对疾病发展过程中出现的兼症常有所侧重，步步为营，消灭兼邪；③注重脾胃的养正作用，用药加减兼顾健脾养胃，无损胃气；④遵叶氏"久病当以缓攻，不致重损"之论，注重正邪兼顾，扶正不碍祛邪，攻邪不伤正气，提倡渐图缓攻的解毒散结之法，如鳖甲煎丸配合汤药的应用。

第三节　肝系病证

肝　癌

肝癌是以上腹部或右上腹部疼痛、胀满，或肿块等为特征，伴纳呆、消瘦乏力，甚至黄疸、臌胀、出血等临床表现的一种疾病。根据起病特点分为原发性和继发性两种。

【病机研究】

李老认为，原发性肝癌以外邪侵袭、情志内伤、饮食不节三者为常见病因和诱发因素；继发性肝癌以脏腑虚损，阴阳失和，由他脏之癌相传而发。针对原发性肝癌发病特征，李老做了较为深入的研究。

（一）外邪侵袭的时代特征

发病者以 20 世纪 50~70 年代出生的患者为多。由于当时生活条件较差，物资匮乏，食不果腹，多数人脾胃虚弱，正气不足，湿热毒邪入侵人体；正虚不足不能胜邪，湿热毒邪迁延久留，瘀阻腹胁络脉，气滞血瘀，积久成块而发。加之当时人们的饮食卫生意识淡薄，多共用餐具，故本病的发生有一定的家族倾向性。

（二）饮食习惯的个性特征

部分患者饮食习惯偏颇，因长期饮食不节、嗜酒成性，或经常吃腐烂霉变食物等，导致脾胃受损，运化失健，湿浊之邪不能及时清除，郁阻中焦，形成土壅木郁之势，使气滞湿阻，郁而化热，蕴结成毒，瘀阻胁下，积久成块而发病。

（三）环境污染的地域特征

随着现代社会的不断进步，伴随的环境污染日渐突出，特别是水源污染造成的食源性疾病逐渐增多，有区域化的发病倾向，肝癌的发病便是其中之一。究其病因病机，主要是当地居民常饮污染水源，常食污染水源种植的蔬菜谷物等，积久损脾伤胃，饮食中的污染物（浊毒）郁滞中焦，土壅木郁，导致气滞血瘀毒凝相兼为患，积结成块阻于胁下而发病。

（四）情志内伤的性格特征

此类患者分为两类。一类患者因秉性属气郁体质，平素易抑郁恼怒，导致肝郁气滞，木郁克土，影响脾胃运化，而致湿聚生痰，痰气交阻，停于胁下，致胁下络脉瘀阻，痰气瘀互结而发病。此类患者还易发肝经循行部位的病变，如乳腺增生、子宫肌瘤等。另一类患者由于长期工作压力较大，劳累过度，多导致肝失疏泄，正气虚损。加之应酬较多，酒食不节，损脾伤胃，酒食不化精微而化浊生湿成毒，气滞、毒凝、血瘀相兼为患形成积块，阻于胁下而发病。

【辨治经验】

根据上述发病特点，肝癌的部位在肝，与脾胃等关系密切。李老认为本病以本虚标实之证多见，其中以肝郁气滞、脾虚兼热毒内蕴、肝郁脾虚兼湿阻毒凝三型比较常见。

（一）肝郁气滞证

临床以心烦易怒、胁肋胀痛、纳少脘胀、脉弦为主症，李老拟疏肝理气、解毒消癥之法，用柴胡疏肝散合金铃子散加合欢皮、青皮、夏枯草、白花蛇舌草、炒麦芽等治之，另服鳖甲煎丸。

（二）脾虚兼热毒内蕴证

临床以反复发热，胁肋隐痛，脘腹痞胀，纳少，排便不爽，尿赤，苔黄腻，脉细滑数为主症。李老拟健脾益气、清热解毒之法，用枳实消痞丸加牡丹皮、夏枯草、白花蛇舌草、炒麦芽等治之，另服鳖甲煎丸。

（三）肝郁脾虚、湿阻毒凝证

临床以胁腹胀痛，胁下肿块，纳呆食少、大便不成形，舌质暗红，苔白腻，脉细弦为主症。李老拟疏肝健脾、解毒消癥之法，用自拟方疏肝解毒汤治之。

【经验方——疏肝解毒汤】

组成： 柴胡、郁金、青皮、陈皮、生白术、炒白术、茯苓、赤芍、白芍、当归、牡丹皮、虎杖、半枝莲、夏枯草、白花蛇舌草、炙甘草、炒鸡内金、炒麦芽。

依据病情情况，配合另服鳖甲煎丸。

功用： 疏肝健脾，解毒消癥。

主治： 用于肝癌和肝硬化患者见胁痛、腹胀、纳差等症者。

方解： 该方以柴胡、青皮配郁金为君疏肝利胆，活血止痛；生炒白术、白花蛇舌草、虎杖为臣健脾益气、解毒散结，以扶正固本，抑制癌瘤生长和扩散；茯苓与陈皮、炒鸡内金、炒麦芽配伍健脾疏肝，消积和胃，既能防止肝郁乘脾，又能促进脾胃运化水谷精微，以助正气修复；当归与赤芍、白芍、牡丹皮配伍养血活血，柔肝缓急止痛；虎杖、半枝莲与夏枯草清热解毒、消癥散结、活血止痛、利水消肿，三药配伍为佐助之用；炙甘草补脾益气、缓急止痛，还能调和诸药之性，为使药之用。诸药配伍，共奏疏肝健脾、解毒消癥之功。

加减： 伴见黄疸色鲜者加茵陈蒿汤；色泽暗黄者加茵陈五苓散；两目干涩较甚者加菊花、桑叶等；胁痛甚者加姜黄、刘寄奴；腹胀甚者加草豆蔻、木香等；胁下肿块明显者加醋莪术、浙贝母、生牡蛎、醋三棱等；伴腹水甚者加大腹皮、生黄芪、酒大黄等。

【验案举例】

周某，男，52岁，于2015年1月15日初诊。以"胁腹胀痛反复发作7年，加重伴食少便溏3天"为主诉，就诊于本院李老门诊。现病史：患者自述有乙型病毒性肝炎病史20余年，7年前因胁腹胀痛住院发现肝硬化伴脾功能亢进，脾脏肿大，5年前在我院行脾切除术，长期服药治疗，具体用药不详，病情控制稳定。2年前住院复查，B超示：肝内多发实性占位，肠系膜淋巴结肿大（考虑转移），右肾实性占位。后经进一步检查，确诊为肝癌伴腹膜后淋巴转移，右肾癌。因经济不支，未行放化疗及手术治疗，故慕名前来就诊，并坚持中药治疗，病情得以控制。3天前无明显诱因，胁腹胀痛加重伴纳谷不馨、食少、大便溏，故来复诊。舌质暗红，苔白腻，苔心剥脱，脉沉弦缓。查体：腹部膨隆，剑突下及右胁下可触及包块，触诊肝肋下1cm，剑突下2cm。移动性浊音（＋），肝区及右肾区叩击痛（＋），双下肢轻度水肿。

西医诊断：肝癌伴腹膜后淋巴转移，右肾癌。

中医诊断：肝积。

辨证分型：肝郁脾虚，湿阻毒凝证。

处方：疏肝解毒汤化裁。

组成：柴胡12g，郁金12g，炒白芍15g，青陈皮各9g，当归12g，牡丹皮15g，虎杖15g，炒白术18g，白茯苓30g，半枝莲30g，白花蛇舌草30g，大腹皮30g，醋三棱12g，炙甘草9g，炒鸡内金15g，炒麦芽30g。

用法：7剂，水煎450mL，分早、中、晚3次，餐后半小时温服。另送服鳖甲煎丸，一日两次，每次6g。

2015年1月22日复诊，患者感胁腹胀痛较前减轻，纳增、大便成形，1日2~3次，近2日感乏力，右手拇指酸痛。舌质暗红，苔薄白，苔心剥脱，脉沉弦。前方减白茯苓、大腹皮、虎杖、牡丹皮、郁金，加黄芪60g，党参15g，当归12g，麦冬15g，白芥子9g，猪苓15g，醋莪术12g，继服14剂，水煎服。

2015年2月7日复诊，腹胀较前明显减轻，右手指痛愈，感排尿不畅。前方减当归、青陈皮，加通草9g，地龙12g，木香6g，醋香附9g，浙贝母15g，夏枯草15g，生牡蛎30g（先煎）、玄参15g，继服14剂，水煎服。患者每1~2周来诊1次，坚持长期服中药治疗，至今已存活3年余。

按语：李老认为，治肝癌的治法分两步实施：一是疏肝健脾与解毒散结之法并用；二是根据兼症加减用药，防止临床症状加重和变症出现。其中，疏肝健脾法可以调畅气机的升降出入，有利于水谷精微的转化和气血的化生，防止癌毒传变，这是《金匮要略·脏腑经络先后病脉证》中"见肝之病，知肝传脾，当先实脾，四季脾旺不受邪"的具体体现；解毒散结法是癌瘤的制衡之法，既能抑制其快速生长扩散，又有可能促其逐渐缩小，促进疾病转归。针对兼症的治疗，以此患者为例，当胁腹胀痛、纳差、腹水等症加重时，是肝郁脾虚的表象，李老调整方中健脾疏肝用药量的比例，使症状逐渐减轻；当患者出现拇指酸痛时，乃痰湿留注关节所为，李老用理气散结、通络止痛之白芥子，使手指疼痛缓解；当患者出现排尿不畅时，李老配通草、地龙等通络利尿，使症状及时缓解。因此类患者需长期治疗，同一种药物长期使用，是否会加重肝肾毒性或产生耐药性，尚不可知。因此李老在用药中对于同类药物的替代变化使用也十分注重。如，①疏肝理气药的选择：陈皮配青皮者疏肝破气兼调中燥湿，木香、佛手配醋香附疏肝理气兼和中化痰。②健脾祛湿药的选择：白术具有益气健脾、燥湿利水之功，但生白术偏于燥湿利水，炒白术偏于益气健脾；茯苓偏于健脾渗湿，故李老或生炒白术合用，或炒白术与茯苓合用，以增强二者健脾祛湿的协同作用。③益气扶正养血药物的选择：黄芪配党参相配，益气生津，还有助于利水消肿；黄芪配当归益气生血。两组药物均是李老益气养血、扶正抗邪的常用之品。④解毒散结之品的选择：浙贝母、夏枯草、生牡蛎相配消瘤散结之力强，醋莪术、醋三棱配白花蛇舌草、玄参等能抑制癌瘤生长和扩散。⑤活血止痛药的选择：半枝莲、虎杖、牡丹皮、郁金等相配能活血止痛、清热解毒，是李老治肝癌胁痛的常用之品。⑥养阴柔肝之品的选择：肝病日久血亏阴损，或常用利水燥湿之品，有化燥伤阴之势，易引动肝热、肝火等加重病情。如本患者苔心剥脱，即是胃阴不足之征，故李老善用赤白芍合用养血敛阴、凉肝柔肝，以麦冬养阴益胃，以防健脾利水药等化燥伤阴。⑦软肝散结之品的选择：鳖甲煎丸是李老治疗各类癌症患者的必用之品，治肝癌更是不可缺少，与汤药配合服用，取其渐图缓攻，软坚散结、化瘀消瘤、养阴护肝之用。总之，癌症患者病情严重复杂，兼症变化多端，必须谨慎辨证，慎重选方用药才能使患者病情得以缓解，这充分体现了中医整体观和辨证论治的优势。

第四节　脾胃病证

胃脘痛

　　胃脘痛临床表现与西医学常见的慢性胃炎相似。慢性胃炎包括慢性萎缩性胃炎和慢性非萎缩性胃炎两种。其中慢性萎缩性胃炎（CAG）临床表现以胃痛、痞满、纳呆等为主症，属中医学胃脘痛或胃痞等范畴。因为本病缺乏特异性症状与体征，主要靠胃镜及病理组织学检查确诊，因此临床不易及时发现，目前以对症治疗结合定期门诊复查为主要治疗方法。李老经过多年临床研究发现，本病经过中医长期治疗，大多数患者的临床症状可以完全缓解，部分患者的病理改变可逆转或消失。他发现本地区胃脘痛患者中因饮食偏颇导致胃脘痛者多见，病因病机多属中焦寒热错杂导致气机升降失常，兼有虚、瘀、痰、毒等因素的交互作用。病情严重时用常规方法治疗效果欠佳，类似于《素问·生气通天论》"病久则传化，上下不并"的描述，可见其为疑难病。因此，李老治疗胃脘痛遵《素问·标本病传论》所言"间者并行"，《素问·阴阳应象大论》"辛甘发散为阳，酸苦涌泄为阴"等为原则，以仲景辛开苦降为大法，伴兼症者用健脾益气、化瘀通络、消痰泻浊、解毒散结等法。受喻嘉言"进退黄连汤方论"启发，选方以仲景"黄连汤"为主方化裁，临床应用效如桴鼓。

【病机研究】

（一）寒热错杂，气机升降失常

《素问·阴阳应象大论》："清气在下，则生飧泄，浊气在上，则生䐜胀。"《灵枢·阴阳清浊》："清浊相干，命曰乱气。"李老认为此两条经文概括了脾胃肠病寒热错杂证的病机和临床表现，也是《黄帝内经》中关于脾胃气机升降失常之立论依据。李老认为上述条文应从以下两方面理解：

其一，胃腑以通为顺，以降为用。若患者饮食不节，脾胃受损，运化功能减退，胃腑浊阴不降，则易内郁化热；脾阳不运，肠腑虚寒，无以温化，水谷不化精微而下泄，清浊相干，脾胃气机升降失调，则出现清气不升，浊气不降之逆乱，产生胃脘胀痛、痞满和泄泻之证，此属上热下寒；其二，若患者胃腑素虚寒甚，浊阴凝滞不降，通降缓慢阻于肠腑。积滞郁久化热，泌别清浊之令不行，形成湿热下利，此属上寒下热之证。

李老研究发现，北方冬夏温差较大，居民夏季贪凉饮冷以避暑，冬季饮食辛辣厚味以御寒。长期贪凉饮冷伤及中阳而使脾寒内生，同时反复饮食贪凉易使胃黏膜受寒邪冰伏而影响络脉血液运行，形成胃黏膜络脉病变的病理基础；饮食辛辣厚味使胃肠郁热，胃黏膜受损，并耗伤胃肠津液，寒热交互作用易产生脾寒胃热证。由此，李老指出，本地区胃脘痛发病应以寒热错杂型为多，其病因病机和临床表现与上述条文的描述相类似。

（二）阳明热化，胃肠津液耗损

《素问·阳明脉解》曰："阳明主肉，其脉血气盛，邪客之则热。"受其影响，李老提出：一则胃受邪，水谷消磨通降受阻，则易郁而化热，使胃中津液耗损，通降无助，出现口干，胃中嘈杂，胃脘胀痛等症。二则胃热下移，肠燥津损，易导致肠道津液不足，不能自润以助通降，则大便干燥等。

（三）脾病及胃，胃络失荣

根据《素问·太阴阳明论》"脾病不能为胃行其津液"的论述，李老认为胃脘痛的变化过程中，胃病及脾，脾病则水谷不化精微，气血化生不足，使胃络失荣而自萎不用，逐渐形成胃内黏膜萎缩改变。因此，提出胃脘痛病位在胃，病本在脾。

（四）痰瘀互结，久生毒邪

寒热交错，既影响胃络血运变化，又使胃黏膜受损，加之胃病浊阴不降，影响脾之运化，出现水湿停滞，聚湿生痰，痰湿内停胃脘，病久痰瘀互结，阻于胃络，产生络脉病变。受叶天士"久病入络学说"的影响，李老认为，胃镜下胃黏膜局部或广泛萎缩，络脉迂曲显露，应属络脉瘀阻之象，络瘀不通产生代谢产物蓄积，导致毒邪内生，与痰瘀等交互为患，进一步损害胃黏膜，造成胃黏膜的肠化、异常增生、癌变等现象，此乃痰、瘀、毒等交互作用之果。

【辨治经验】

根据上述病因病机，针对胃脘痛寒热错杂之主因，李老认为治疗应以辛开苦降法为大法，伴见他证者应数法合用。

（一）辛开苦降，以和胃气

《素问·阴阳应象大论》："辛甘发散为阳，酸苦涌泄为阴。"《素问·生气通天论》："味过于苦，脾气不濡，胃气乃厚。味过于辛，筋脉沮弛，精神乃央。"李老认为条文中明示：苦寒药能燥湿健脾助运化，降泻浊阴助推胃肠传化；辛味药能润能散，润能柔筋养血复脉，散能升发脾气，输布精微，以养精神。辛苦两法配伍兼调脾胃，辛能升发脾中清阳，苦能通降胃中浊阴，是调和上下气机和脾胃阴阳之正法。上述条文实为脾胃病用辛开苦降法治疗寒热错杂之明证，也为寒热错杂型胃脘痛、痞满等的治疗提供了思路。李老强调，五味失调，少则五脏失养，多则五脏气增过用而病。如苦味药用之太过，燥脾伤津，脾失濡润，胃之通降无助，则食积于中，又反碍脾之运化，可致湿郁困脾而生痞满、纳呆等症；辛味药用太过，则易耗气伤津，损伤胃肠津液，故此，临证中辛苦之品的使用量和配伍比例必须恰当。清半夏和干姜配黄连是李老常用辛苦配伍的药对，其中，清半夏用量9~12g，干姜6~9g，黄连6~9g。

（二）健脾益气，消积和胃

清代叶桂《临证指南医案·脾胃》："脾宜升则健，胃宜降则和。"受其启发，在治疗胃脘痛中，症见胃脘胀满伴纳呆、乏力者，属脾虚不运、食积困胃所致。临证李老注重益气健脾和消积助胃通降之品的应用，以消积化滞，助脾运化。

（三）消痰泻浊，以开胃气

脾虚生痰，阻于胃络，则瘀毒易生。胃脘痛症见痞满、纳呆、呕恶、苔腻、舌边有齿痕者，为脾虚痰湿所致，用健脾化痰之品，可助脾运化，以绝生痰之路。李老还常配伍使用辛苦两性之品，行气燥湿、消痰泻浊，使瘀毒无以由生，并利于胃之腐熟通降功能的恢复。

（四）化瘀通络，解毒散结

针对胃镜下见胃黏膜变薄，血管透见，或粗糙呈颗粒状；病理组织学检查见腺体萎缩、肠化等改变者，当属胃脘痛络瘀毒凝现象。根据多年临床经验，李老临证选用化瘀通络、行气化滞、解毒散结之品，使胃络通畅，瘀滞、浊毒得消，胃津自济，以促进胃黏膜修复。

（五）养胃生津，通降自和

据叶天士："太阴湿土，得阳始运；阳明阳土，得阴自安"之理。针对阳明受邪易热化，损伤胃阴之理论，李老认为，在治疗胃脘痛中要重视顾护胃阴，随症配伍养胃阴之品，使胃中津液来复，通降自合。

（六）中西合参，随症加减

李老提出，在胃脘痛诊治中主张中西合参，很多西医学之辅助检查手段可以指导对因治疗，如幽门螺杆菌检测、血清学指标胃蛋白酶、胃泌素等检查，以加减用药。

（七）"和胃汤"立方依据

李老认为，寒热错杂型胃脘痛与黄连汤主治、病机、病证基本吻合。《伤寒论·辨太阳病脉证并治》曰："伤寒胸中有热，胃中有邪气，腹中痛，欲呕者，黄连汤主之。"此条文所阐述的黄连汤方证是伤寒表邪入里，致胸中郁热，腹中寒凝，胃中邪气阻滞，形成清阳不升、浊阴不降的寒热错杂证。本方系半夏泻心汤减黄芩加桂枝倍黄连而成。半夏泻心汤所主热寒错杂证，以心下痞满、但满不痛为主症，病机为肝胆之热犯胃所致的脘腹热寒错杂，方中重用黄芩，黄连仅用一两，二药相配，重在清胆和胃，以泻浊阴；黄连汤中黄连用三两，取其苦寒泄热，直折胃中邪热，以泻浊阴；半夏辛温，燥湿化痰、降逆止呕、消痞散结，与黄连配伍，苦寒能泄热，辛燥能化痰，降逆和胃之功倍增；干姜辛热，温中散寒，回阳通脉，燥湿消痰。浊阴之邪非温不化，非苦不降。干姜与黄连配伍，辛开苦降，化浊降浊之力增；干姜与半夏配伍，燥湿消痰助脾运化，温中散寒，振奋脾阳，二药相合助脾气升发清阳。故夏、姜、连三药合用药性相互制约、相互调和，辛开以助脾升清，苦降以和胃泻浊，为以辛开苦降法调和脾胃气机升降的经典配伍组合。

胃脘痛患者个体差异较大，临床寒热错杂证的出现也有偏甚和上下之不同。喻嘉言《医门法律·关格门》在"进退黄连汤方论"中提出，对于胃肠寒热错杂，无论上热下寒，上寒下热，黄连汤皆可用之。李老认为本地区胃脘痛患者以脾寒胃热为主要病机，而且本地区胃脘痛患者以胃热肠寒的上热下寒证居多。受喻嘉言启发，李老善用黄连汤为主方化裁治疗。经学生总结凝练，李老首肯，形成治疗寒热错杂型胃脘痛的协定处方，拟名为"和胃汤。"

【经验方——和胃汤】

组成： 清半夏 12g，干姜 9g，黄连 9g，葛根 30g，党参 15g，黄芪 30g，茯苓 15g，白花蛇舌草 30g，醋莪术 6~9g，醋三棱 6~9g，厚朴 9~15g，草豆蔻 15g，炒麦芽 30g，炙甘草 9g，大枣 5 枚。

功用： 和胃降逆，健脾益气，解毒生肌。

主治： 用于治疗慢性萎缩性胃炎，症见胃痛、痞满、纳呆等。

方解： 方中清半夏味辛，燥湿化痰、降逆止呕兼消痞散结；黄连味苦，清热燥湿能泻浊阴；干姜味辛，温中散寒，燥湿消痰能和胃气。半夏配干姜能燥湿消痰，助脾升清，振奋脾阳；黄连配半夏、干姜，降逆泻浊之力增，且苦寒之性被制约，又能制约姜、夏的辛燥之性。葛根味甘辛，生津解热，升发胃中清阳，能助脾胃清阳之气上行；另外葛根生津，还可制约诸辛散、芳香类药物的偏燥之性。四药辛开苦降，升清降浊共为君。党参补中益气，生津养血；黄芪补气扶正，托毒生肌促胃黏膜修复；茯苓健脾渗湿，助脾气运化。三药合用共为臣，助君药益气健脾以助升清，生津养胃以助通降。白花蛇舌草清热解毒、抗菌、抗癌、消肿止痛；三棱、莪术行气化瘀，消积，开胃消食，二药相合化瘀解毒消积之功著；厚朴为辛苦两性之品，与草豆蔻合用，芳香悦脾，温中燥湿，行气消胀。五药配伍，共为佐助之用。炙甘草调和诸药药性；大枣甘温益气；炒麦芽开胃消食，促进诸药吸收。三药共为使药之用。全方配伍，以辛开苦降之品，恢复脾胃升清降浊之能，兼以健脾益气之品助正气恢复，生津以养胃阴，使胃中津液来复，通降自合；兼用化瘀解毒、托毒生肌之品，有助于祛瘀生新，促进胃黏膜修复。诸药合用，可使脾胃升降自和，脾胃运化功能恢复正常。

加减： 李老指出，随症加减用药也要辨证施治。伴胃胀甚者，实者加枳实、木香、焦三仙等；虚者加白术、炒苍术等。伴嗳气者，实证加旋覆花、代赭石；虚证用桂枝。伴反酸烧心者，加煅瓦楞子、吴茱萸、焦栀子；兼胃痛甚者加丹参饮、元胡等；伴纳谷不馨者加甘松、肉豆蔻等。口舌生疮，发于齿龈者用生地配川牛膝；发于舌两侧者用石膏配防风、藿香；发于舌尖者加木通配淡竹叶；发于舌面者用砂仁配黄柏、人中黄等。大便干结，属实热内积者加小承气汤；属肠燥津枯者加火麻仁、肉苁蓉。大便溏泻者属脾虚湿盛加薏苡仁、炒苍术等。李老认为，在治疗 CAG 中，还应结合实验室检查结果指导用药，如幽门螺杆菌检测阳性者加连翘、蒲公英、厚朴等有助于消除幽门螺杆菌。胃黏膜炎症伴肠上皮化生、异型增生者加猫爪草、浙贝母等，能增强化瘀解毒散结之力。胃黏膜糜烂伴出血点者加白及、马勃等，能加快止血生肌。镜下胃内消化液多而色不清亮者，乃脾虚湿困、痰饮内停之象，加浙贝母、苦杏仁、白术以健脾燥湿、化痰降浊；消化液中有未排空食物残渣者属胃气通降功能不足，加枳实、焦四仙等行气消积。胃蛋白酶原 I、II 和胃泌素 –17 分泌不足者加用沙参、石斛、麦冬等养胃阴之品，以促进胃的消化液分泌。

【验案举例】

案例 1

患者胡某，男性，42 岁。胃脘隐痛、痞满、纳呆反复发作 3 年，加重伴口腔多发溃疡 1 周。刻下舌质暗红，苔白腻而浊，脉滑数。胃镜及病理学检查结果：慢性萎缩性胃炎。综合症、舌、脉合参分析，本患者属寒热错杂证，胃热偏甚，兼络瘀毒凝。遵急则治其标的原则，以和胃汤为主方，与泻黄散等合方化裁。处方：清半夏12g，干姜9g，黄连9g，党参15g，茯苓15g，莪术9g，厚朴15g，草豆蔻15g，煅瓦楞子30g，防风15g，石膏30g，藿香9g，炙甘草9g，大枣3枚、炒麦芽30g。7剂，水煎服。

二诊：患者胃痛、胀满显著减轻，纳增，口疮基本愈合，大便溏，苔腻浊未化。原方减防风、石膏、藿香，加杏仁12g，薏苡仁30g。继服7剂。

三诊：患者胃痛、胃胀，纳可，口疮未发，大便成形，腻浊苔渐消，前方减杏仁、薏苡仁。加黄芪30g，醋三棱9g，陈皮6g。14剂，水煎450mL，分早、中、晚3次，餐后半小时温服。经过上方加减治疗12周后，患者临床症状消失，复查胃镜，结果胃黏膜恢复正常。

按语： 患者就诊初期寒热错杂伴络瘀毒凝，并因湿热郁滞，脾胃伏火循经上蒸口腔诱发口疮。故用和胃汤化裁，以健脾消积，和胃降逆，化瘀解毒。兼以石膏清泄脾胃伏火；防风升散脾胃热郁，取其"火郁发之"之用；藿香行散化浊，以散脾胃湿郁，兼制约石膏偏性。三药相合，寒温并用，清散相合，速去脾胃伏火，使口疮向愈。其后仍以和胃汤化裁，使病逐渐痊愈。

案例 2

患者邢某，男性，59 岁。患者胃脘嘈杂反复发作 5 年，加重伴纳差、消瘦、脘腹胀痛、便溏 1 月余。查舌质淡红，苔白腻，边有齿痕，脉弦细。胃镜及病理学检查结果：慢性萎缩性胃炎伴肠化、异型增生，胃内消化液多而色不清亮。结合症、舌、脉分析，证属脾虚肠寒、郁滞气机为主，兼痰瘀浊毒互结阻于胃络。以和胃汤化裁：清半夏 12g，炮姜 9g，黄连 9g，党参 15g，草豆蔻 15g，白花蛇舌草 30g，厚朴 15g，茯苓 15g，炒苍术 12g，薏苡仁 30g，醋元胡 15g，炙甘草 9g，大枣 3 枚、炒麦芽 30g。7 剂，水煎服。

二诊：患者脘腹痛、嘈杂显著减轻，纳增，大便成形。原方减炒苍术、茯苓，加桂枝 9g，炒白芍 18g，黄芪 30g。继服 7 剂。

三诊：患者脘腹痛、嘈杂向愈，纳可，大便正常，前方减桂枝、炒白芍、醋元胡；加醋莪术 9g，醋三棱 9g，葛根 30g 等继服。经过上方加减治疗 6 个月后，患者临床症状消失。胃镜及病理组织学检查结果，胃黏膜恢复正常。

按语：患者初诊以脾虚肠寒气机郁滞为主，兼痰瘀浊毒互结。故用温中健脾，缓急止痛之品加减，以和胃汤为主方化裁，急则治其标，后以健脾益气，和胃降逆，化瘀解毒等法并用使之痊愈。

胃脘痛受内外环境影响，病证常为虚实互见，寒热错杂，以及其他各种复杂病证。因此，临证应审证求因，治疗中以调和脾胃升降之职为治疗关键。对以脾胃寒热错杂、中焦气机升降失和为主要病机，症见胃痛、胃胀、纳呆的患者，以辛开苦降为大法，把恢复中焦气机升降，助脾运化升清，助胃通降调和为关键，升降复则脾胃健运，气血津液化生有源，胃络得以自荣，此法也体现了前贤"以通为补"的思想。

胃 疡

胃疡，指胃络受损而致溃疡（《GB/T 16751.1—1997 中医临床诊疗术语——疾病部分》）。症见胃脘疼痛、反复发作，甚则可见便血、呕血等。多因情志郁怒、饮食不节，或因外邪侵扰等，脾胃运化失常、饮食停滞、气滞血瘀，胃络损伤而致。

李老治疗本病强调辨证审因、分型论治。李老认为，胃疡属虚寒证者要注重心脾同治、健脾养心，以补母助子、扶中健脾。养心则补火助土，助脾健运，健脾则气血化生有源，可促进胃疡自愈。

【病机研究】

患者因饮食不调、劳累过度、压力过大、寒温失宜等因素而致胃气失和，胃络受损，脾运失健，病久致虚，出现虚寒性脘腹疼痛等，临床表现饥饿性疼痛，得食则减，喜温喜按，并伴有纳差、痞满腹胀、嘈杂嗳气等症。病机为脾胃虚寒，升降失和，运化不足，气血乏源。拟以健脾扶中、理气和胃立法，用我院内部制剂愈疡片。

【辨治经验】

患者病久，易于损伤胃阴，出现胃脘灼痛伴口咽干燥、舌质红、苔花剥诸症。一般以养阴柔肝为法。如舌苔半光剥，是胃阴已伤之证。治疗用养胃阴之法，常用一贯煎加味治疗。本证慎用或忌用香燥理气之品。

本病常因胃脘久痛，胃络受损，瘀血内停，易于动血。若见胃脘刺痛等症，一般以行滞、化瘀、止痛等为法，多用丹参饮，或配入延胡索、徐长卿等，此为李老多年临床经验，对溃疡病疼痛疗效确切，即前贤所谓"通则不痛"；如有呕血、便血，量多、色暗者，一般以通络止血等为法，多用地榆配炮姜炭或灶心土温经散寒止血，当归配延胡索活血、通络、止血、止痛；如有呕血、便血，色鲜红者，用白茅根、五灵脂配蒲黄炭等凉血活血止血，本证慎用或忌用辛燥刺激之品。

因久病缠绵，情绪欠佳，肝气反胃或肝火犯胃，出现吞酸吐苦，胸胁胀满、疼痛等症。常以疏肝和胃，制酸为法。疏肝用青皮、陈皮、炒枳壳；制酸用煅瓦楞子、海螵蛸、红豆蔻；和胃用半夏、生姜；肝火犯胃致胁痛、吞酸用左金丸，方中吴茱萸配黄连辛开苦降，泄肝胃之热以制酸。

患者口气浊、大便干结，或黏滞不爽者，乃胃肠积热之证。常以清热、消积、导滞为法。大便干结者加生大黄、炒枳实，导滞通便；口气浊者配白芷，白芷芳香醒脾、助运化湿，配入上药，寒温并用，可荡积滞，除胃腑之浊气上泛，此乃李老之经验用药；口气浊属胃热重而无积者，用大剂量蒲公英或马齿苋，能清热解毒，清胃热。

患者因久病，气血生化乏源，而致心脾两虚，出现胃痛隐隐伴乏力、纳差，面色㿠白，诸法治疗不效者，可遵归脾汤方意加减。益气补血，健脾养心，益气扶中。此法也是李老灵活用药之体现。

【经验方——愈疡片】

组成： 黄芪、桂枝、白芍、半夏、干姜、青皮、陈皮、草豆蔻、元胡、党参、龙眼肉、炙甘草、神曲、大枣。

功用： 健脾扶阳，理气和胃，促进溃疡面愈合。

主治： 用于胃疡引起的脘腹疼痛、纳差、痞满腹胀、嘈杂嗳气等症。

方理： 愈疡片遵黄芪建中汤、半夏泻心汤、归脾汤立方之意化裁而成。黄芪建中汤源于《金匮要略·血痹虚劳病脉证并治》，由黄芪、炒白芍、桂枝、炙甘草、生姜、大枣等组成。主治气血阴阳俱虚而见里急腹痛，喜温喜按等虚劳病，立方之意重在益气温中，和里缓急。半夏泻心汤源于《伤寒论·辨太阳病脉证并治（下）》，方由半夏、干姜、黄连、黄芩、人参、炙甘草、大枣组成。主治胃气不和之心下痞满、但满不痛，或呕吐、肠鸣下痢之症。系由小柴胡汤衍化而成，即小柴胡汤减柴胡、生姜，加黄连、干姜而成，善治寒热错杂所致诸症。后世医家对此方临证发挥较多。归脾汤源于宋代严用和的《济生方》，方由黄芪、龙眼肉、人参、甘草等组成，组方之意：一曰心脾同治，重在补脾，脾旺则气血化生有源；二曰气血并补，重在补气，气旺则能生血；三曰养心，虚则补其母，养心而补母，补火助土，可助脾健运。

方解：愈疡片是李老治疗胃疡的经验方，现已研制成我院内部制剂，在临床应用多年，疗效确切。本方用于治疗消化性溃疡久治不愈，脘腹疼痛、纳差、痞满腹胀、嘈杂嗳气，脉细弦，舌淡、苔薄白或白腻之症。治以健脾扶中、理气和胃为主，兼缓急止痛。方中黄芪甘温益气健脾、桂枝温通助阳、芍药酸敛益阴，三药相合，健脾益气、调和阴阳、化生气血为君药，且桂枝与芍药相合，和里缓急止痛。半夏、干姜均为辛开之物，又能温中散寒，合用则散结消痞、散寒和胃；延胡索活血、行气、止痛。三药相合散结、消痞、止痛之力增强，共为臣药。龙眼肉补心脾、益气血；党参补中益气、生津养血，两药相合，益气养心、健脾生血，心者脾之母也，益气养心则母壮，母壮可助子健运，补火助土，有利于溃疡面愈合。青皮、陈皮疏肝理气，草豆蔻燥湿行气，肝胃不和而致脾胃气滞者常用。另补益之药多属静药，易产生壅滞，或气滞不行，或滋腻不化，有碍疗效发挥。调气之药为动药，动静药结合，既可助静药补益作用发挥，又可制约动药香燥伤阴之性。五药共为佐助之药。神曲消食行气助运化，促进诸药吸收、发挥疗效；大枣补中益气，兼能调和药性、健脾护胃；炙甘草味甘，益气健脾，调和诸药。三药共为使药之用。且甘草与桂枝、干姜配伍，辛甘化阳；与芍药配伍，酸甘化阴。四药相合益阴助阳调营卫生气血。诸药相合共奏健脾扶中，理气和胃之功，以促进溃疡面愈合。

愈疡片心脾同治，补脾则气血化生有源；养心则补火助土，助脾健运，促进溃疡自愈。故此，愈疡片用于治疗消化性溃疡久治不愈，症见脘腹疼痛、纳差、痞满腹胀、嘈杂嗳气的患者，制成片剂的中成药，既方便患者长期服药，又便于患者携带。患者服用后随着临床症状逐渐改善或缓解，还能提高患者的生活质量。如果兼症较多，可将本方改作汤剂随症加减，坚持长期服用，可获满意疗效。还可避免长期服用西药所引起的胃肠道反应、肝功能损害、菌群失调等副作用。

加减：反酸重者加红豆蔻、海螵蛸、煅瓦楞子；口苦加郁金、炒鸡内金；嗳气重者加旋覆花、代赭石；脘胀痞塞重者加佛手、香橼；胃阴不足者加石斛、天花粉、沙参、葛根；胃寒重者加紫苏叶、砂仁；胃脘痛甚者加丹参饮，丹参用量宜大，檀香、砂仁用量宜小；便溏泄泻者加薏仁、莲子肉、茯苓；胃黏膜糜烂伴出血者加白及、炮姜、灶心土等；幽门螺杆菌检测阳性者加连翘、厚朴、马齿苋、蒲公英；纳差者加焦三仙；溃疡久治不敛者，加猫爪草、白花蛇舌草、夏枯草、玄参等，既可清热解毒、消痈敛疡，又可防止溃疡癌变。

胃　癌

胃癌属于中医学噎膈、胃脘痛、积聚等范畴。其病变主要在胃，但与肝、脾也有着密切关系。胃癌发病因素与饮食、情绪、病毒感染或家族基因等有关，好发于中老年男性。胃癌的发病较为隐匿，被发现较晚。来李老这里治疗的患者多数属于胃癌术后患者，其肿瘤分级恶性程度较高，预后较差，不能单一依靠西医化疗手段来遏制其发展，或者为不能耐受化疗者，或已经转移，失去手术治疗机会者，特慕名来李老门诊寻求中医治疗。

【病机研究】

李老认为胃癌的发病原因复杂，大多与饮食不节、情志不遂、后天脾胃受损等情况有关。在胃癌发生的众多原因中，有因气滞而为病的，多是情志不畅，导致肝郁气滞，横逆犯胃，胃气上逆，日久导致气滞血瘀，瘀血凝滞，瘀结成块而发病。有因痰凝而为病的，多为饮食失节，或饮酒，或多食肥厚食物，久而损伤脾胃，津液凝结而为痰，痰湿凝聚而发病。有因正虚而为病的，多为素体正气虚弱，脏腑功能减退，气血运行不佳，痰湿凝聚体内而发病。

【辨治经验】

李老认为肿瘤患者多虚实夹杂，证情复杂，难以分辨，尤其是术后患者，但强调保其后天之功能。一般李老多分两步治疗：首先健脾益气、扶正；待患者整体情况改善后，再健脾和胃、攻邪。

【经验方——延年健胃汤】

组成： 人参、炒白术、黄芪、当归、茯苓、龙眼肉、白花蛇舌草、干姜、桂枝、炒白芍、炒麦芽、炙甘草、大枣。

功用: 健脾益气，解毒散结。

主治: 用于乏力、胃脘疼痛、纳差，或不能进食的胃癌患者。

方解: 此方以归脾汤化裁，《灵枢·决气》曰:"中焦受气取汁，变化而赤，是谓血。"脾气健旺，才能源源不断的化生营血，调和五脏，洒陈六腑，营运周身。方中人参甘温补气，补益脾胃;黄芪、白术甘温入脾，补气健脾，助人参益气补脾之力。三药共为君药。当归养血和血，茯苓健脾渗湿，龙眼肉补心脾，三药合用健脾益气，养血生血共为臣药。白花蛇舌草清热解毒，抗肿瘤复发;干姜温中运脾;桂枝温阳通脉;炒白芍养血宜阴，缓急止痛;炒麦芽消食导滞。共为佐药之用。炙甘草健脾益气，调和诸药之性;大枣补脾，助脾胃运化。共为使药之用。诸药配伍，温脾扶阳，促进脾胃运化，以化生气血，同时清热解毒，缓急止痛。全方依据病程中症、舌、脉的变化化裁使用，可使患者带瘤生存，提高生存质量。

【验案举例】

患者王某，男，50岁，2015年9月初诊。主诉:胃癌切除术后4周。患者自诉既往饮食不规律，因胃脘反复疼痛，经胃镜检查发现胃癌，即行胃全切术。因体质较差，不能耐受化疗，术后未进行化疗。术后复查血常规:HB 7g/

dL，目前进食后常有上腹胀，咽部不适，大便色黑不爽。刻下：患者神志清，精神差，面色萎黄，体倦食少，易汗，寐差，纳差，小便可，排便不爽。查体：全身皮肤黏膜及巩膜无黄染，心肺未查及明显异常，上腹可见手术切口瘢痕，舌质淡红，苔薄白，脉细弱。证属脾虚气滞，拟延年健胃汤为法。党参15g，炒白术12g，黄芪45g，当归9g，炙甘草9g，茯苓15g，茯神15g，生地黄24g，炒白芍15g，龙眼肉15g，肉桂6g，炮姜炭9g，白花蛇舌草30g，大枣5枚。7剂，每日1剂，分2次水煎滤渣取汤汁450mL，每次150mL，1日3次，餐后30分钟温服用。

患者7日后复诊，食欲较前好转，纳增，睡眠略有改善，排便不爽缓解。前方黄芪增量为60g，继进7剂。

连续8诊后，患者自诉食欲明显改善，偶有腹胀，余症均减，大便略有不成形情况，大便颜色正常，李老遂在前方基础加以炒麦芽15g，夏枯草15g，浙贝母15g，煅牡蛎30g。时至今日，患者依旧如约而诊，一般情况与常人无异，复查各实验室指标均正常。

按语：患者因饮食不节，情志不遂，后天脾胃受损而发为胃癌。术后精神状态不佳，心脾气血两亏。初诊用心脾同治法，重在补脾，脾旺则气血生化有源；气血双补，重在补气，气旺则能生血，血足则心有所养。待病情有所好转后，加软坚散结之药，则攻补兼施，正气得存，邪气不干。

处方以党参甘温补气、补益脾胃，龙眼肉补心脾，两药合用则健脾益气，生血养心。黄芪、白术甘温入脾，补气健脾，助党参益气补脾之力。茯神宁心安神，因大便色黑，考虑是术后吻合口愈合尚不完全而有渗血现象，故生地黄、炮姜炭、炒白芍联用，以达清热凉血止血之功。佐以白花蛇舌草清热解毒，抗肿瘤复发。当归养血活血。肉桂补心脾。大枣补脾，助脾胃运化。甘草健脾益气，调和诸药。连续数诊后患者体质渐渐恢复，遂加入夏枯草散结解毒，浙贝母散结化瘀，煅牡蛎软坚散结，炒麦芽消食导滞。

李老在治疗中强调扶正与抗癌之间的关系，尤其强调正虚在发病中的作用，《景岳全书·积聚》曰："凡脾肾不足及虚弱失调之人，多有积聚之病。"邪气主要指癌毒，这与一般所述的疫毒、热毒、湿毒等不同，癌毒发展较快，很难控制，能使机体大量消耗营养物质，进而脏腑功能衰弱，阴阳气血亏虚，导致本虚。患者术后由于创伤，或者化疗消耗气血，正气进一步耗损，很容易造成肿瘤复发。因此扶正是关键，故在归脾汤中加味治疗，往往取得满意疗效。

呕 吐

呕吐为临床常见之症，为气机升降失司，胃气上逆所致。李老对呕吐研究颇深，对不同原因的呕吐，治疗效果显著。

【病机研究】

呕吐中医典籍中多有论述。李老认为，饮食生冷，阻碍气机可致呕吐；脾胃气阴不足，脾胃升降失司可以致呕吐；痰阻于胃，胃降受阻可致呕吐；阳明浊热内积，迫使胃气上逆可致呕吐；肝风痰热横犯脾胃，胃气上逆可致呕吐；命门火衰，中阳气弱，脾乏健运，胃浊难降可致呕吐；寒热混淆，阴阳错杂，气机逆乱，升降失序可致呕吐等。

【辨治经验】

1. **温中散寒法** 症见呕吐清水伴有腹痛，或者下利清谷，脉沉迟，舌淡水滑。多因为饮食生冷，直犯中焦，中脘停寒，阻碍气机，而胃失和降，浊气上逆。以加味四逆汤主之。方中附子、干姜、吴茱萸、温中散寒，陈皮、生姜降逆止呕，党参、甘草益气健脾而达到温中散寒、降逆止呕之功。

2. **安中益气法** 症见呕吐中兼有呕逆，口干思饮，或可见咳嗽少痰，舌红欠津，脉细数者。由于素体脾胃气阴不足，虚热内生，上迫于肺，肺失清润、治节不行，而脾胃升降失司，胃气上逆而成。以橘皮竹茹汤加味主之。方中陈皮、竹茹、半夏、生姜降逆止呕；党参、石斛、麦冬益气养阴；芦根清泄肺热、养胃生津，加强降逆止呕功效。

3. 清痰降气法 症见呕吐恶心，脘痞不舒，脉滑，苔黄腻。由热痰阻于中脘，胃降受阻，时时自逆。以二陈汤主之。方中半夏、茯苓、陈皮化痰降逆，枇杷叶、竹茹、麦冬、郁金清热降气，生姜、乌梅一散一敛，和胃生津，降逆止呕。

4. 泻火化痰法 症见恶心呕吐，嘈杂不食，心下痞满，按痛，脉弦滑，舌质红，苔黄厚浊腻。多由痰火内阻，损伤胃阴，胃气逆乱，浊气上攻所致。以加味小陷胸汤主之。方中半夏、瓜蒌、陈皮涤痰开结，黄连、山栀子、丹皮、竹茹清热泻火化痰，生地、麦冬、石斛养阴清热。共奏泻火除痰、散结养阴之功。

5. 蠲饮降逆法 症见呕吐突然发作，胃脘痞满不适，头昏目眩，心悸动，脉弦，舌质淡苔白腻。治以加味小半夏加茯苓汤主之。方中半夏、茯苓、生姜散结行水，降逆止呕；吴茱萸、陈皮温中降逆止呕，以达蠲饮降逆之效。

6. 和解少阳法 症见呕吐发热，寒热往来，口苦，咽部干燥，脉弦，舌苔薄黄。多因邪入少阳，胆火升而不降，逼迫胃气上逆而成。以小柴胡汤加味主之。方中柴胡、黄芩清解少阳，半夏、生姜调中降逆止呕，党参、甘草、大枣益胃扶正，枇杷叶、竹茹清热止呕。共奏和解少阳，降火止呕之功。

7. 泻热降浊法 症见进食即呕吐，不进则止，伴有腹痛，便结不通，脉沉或弦滑，舌苔黄浊。由于阳明浊热内积，不得下降，迫使胃气上逆所致。以大黄甘草汤主之。方中主要药物为大黄、甘草。主治胃肠积热，浊腐之气上逆，食毕即吐。此方攻实泻热，导浊下行，浊降热泻，则呕吐自愈。

8. 清肝安胃法 症见呕吐恶心，头晕目眩，胸满酸痛，食少，神倦怠欲卧，脉弦滑，舌苔黄腻。由于肝风痰热横犯脾胃，胃气上逆而致。以清肝安胃汤主之。方中半夏、茯苓、陈皮、粳米、竹茹化痰安胃，降逆止呕，白芍、钩藤平肝宁风，黄连、山栀清泄肝热，共奏清热安胃、平肝宁风之功。

9. 益火生土法 症见呕吐完谷不化，腹泻，腰膝酸软，面色暗黑，心悸失眠。由命门火衰，中阳气弱，脾乏健运，以致清阳不升，胃浊难降，虚阳上浮所致。治以温阳补肾汤。方中肉桂、附子温肾壮阳，以补命火之不足，兼补中阳；党参、茯苓益气健脾；少佐黄连清心胃浮游之火，补火生土，健运中气，升清降浊。

10. 寒热杂治法 症见呕吐酸苦，胃脘嘈杂或灼热疼痛，饮食不得入，腹痛时作，四肢厥冷，或伴有腹部胀满，两胁拘紧，按痛，或脐周压痛，脉弦细，舌质红苔薄黄腻。因寒热混淆，阴阳错杂，气机逆乱，升降失序所致。治以加减乌梅汤。方中乌梅之酸生津益阴，黄连、黄柏苦以泻热，川椒、桂枝、细辛破阴通阳，党参甘平以补中益气健脾，当归养血补肝，半夏、干姜、吴茱萸降逆止呕。寒热补泻并调于一方、而达调畅气机、升清降浊之力。

治疗呕吐的首要任务是尽快止呕，但治呕同时，不能忽视扶助胃气。这也是巩固疗效的关键。治标主要用半夏、生姜和吴茱萸。半夏开胃健脾，生姜能够去除秽气，素为呕家圣药，生姜、半夏合用作用更强。吴茱萸辛开苦降，疏肝下气，宣散郁结，降逆止呕，使肝气不逆，胃降和顺。补虚则用党参，可以补脾胃，润肺津，鼓动阳气，振奋中气。

【验案举例】

案例 1 温中散寒案

李某，女性，56 岁，汉族。就诊日期 2014 年 12 月。节气：大雪。主诉：纳后胃脘痞胀伴恶心呕吐间断发作 1 周。患者自诉 1 周前进食后受凉，随后出现恶心、纳差，纳后易痞，并伴脘腹隐痛，喜暖喜按，有时会呕吐清水。刻下患者神志清，精神较差，恶寒，小便可，多有矢气，大便不成形。胃镜提示：慢性非萎缩性胃炎，反流性食管炎。查体：T36.1℃，P82 次 / 分，R20 次 / 分，BP120/80mmHg；心、肺、腹部未见明显阳性体征；舌质淡红苔白水滑，脉沉细。证属中焦虚寒。治宜温中散寒，降逆止呕。

处方：黑附片 6g（先煎），干姜 9g，炙甘草 9g，党参 15g，吴茱萸 3g，陈皮 9g，生姜 6g，煅瓦楞 30g。4 剂，每日 1 剂，先煎黑附片 40 分钟，随后取汤汁入诸药，分 2 次水煎，滤渣，取汤汁 450mL，每次 150mL，1 日 3 次，餐后 30 分钟温服。

复诊：患者服用 1 剂后恶心呕吐症状明显减轻，4 剂服尽后胃脘痞胀、恶心呕吐症状均消失，纳食较前也有明显改善，舌质淡红苔白，脉沉缓。前方去黑附片，加入清半夏 9g，继续服用 3 剂做瘥后调理。

按语：患者因纳后受凉，中脘停寒，气机受阻，升降失常，浊气上逆致恶心呕吐；中阳不振，则呕吐清水，舌苔脉象俱为脾胃虚寒之征。以四逆汤为主加味化裁治之。方中附子辛甘大热，禀雄壮之质，走而不守，为通十二经纯阳之药，并能回阳补火，散寒除湿。干姜辛而大热，纯阳之味，守而不走，有通脉之力，与附子相须为用，温中散寒之力大增。吴茱萸、陈皮、生姜降逆止呕，煅瓦楞克制胃酸反流，党参、甘草益气健脾而达到温中散寒、降逆止呕之功。甘草又调和诸药，并协助附子振奋中阳，共达温中散寒之目的。

案例 2 清痰降气案

王某，男性，52 岁，汉族。就诊日期 2014 年 3 月。节气：惊蛰。主诉：脘腹胀闷伴呕吐痰涎间断发作 1 个月。患者 1 月以来，间歇性呕吐痰涎清水，常感脘腹满闷，口干不欲饮，肠鸣沥沥有水声，二便尚调。查体：T 36.4℃，P 69 次 / 分，R 20 次 / 分，BP 128/75mmHg；心、肺、腹部未见明显阳性体征。舌质淡红苔白腻，脉弦小滑。证属痰饮内阻。治宜清痰降气、和胃生津。拟方清半夏 12g，陈皮 15g，茯苓 15g，炙甘草 9g，清竹茹 12g，生姜 9g，乌梅 6g，枇杷叶 12g，郁金 12g，白蔻仁 12g。4 剂，每日 1 剂，分 2 次水煎，滤渣，取汤汁 450mL，每次 150mL，1 日 3 次，餐后 30 分钟温服。

复诊：患者服用 4 剂后诸症减轻，呕吐痰涎清水缓解，但时有脘腹胀满，舌苔渐退，脉弦。前方去竹茹，加入厚朴 9g 继服 7 剂。

三诊：患者呕吐、腹胀、肠鸣诸症已愈，嘱慎起居、节饮食，以保养胃气。

按语：患者证见痰饮停滞胃中，胃失和降则上逆呕吐痰涎清水，腹满，肠间沥沥水声，津液不能上润而口干；因痰饮停滞于胃脘故口干不欲饮，舌苔、脉象均为痰饮内停之象。治痰饮者当以温药和之。方中半夏辛温而燥，燥湿化痰、和中止呕为君药。陈皮芳香行气健胃，燥湿而化痰饮，生姜与半夏相须为用，加强半夏降逆化痰、安胃治呕的作用。甘草和中健脾同时调和诸药。白蔻仁加强化湿之力，枇杷叶、郁金则清热降气。病程日久，故用竹茹解虚烦，并可加强除哕止呕的作用。少量乌梅与半夏、陈皮合用，散中有收，能够达到和胃生津，降逆止呕的功效。

案例 3　和解少阳案

刘某，女性，43 岁，汉族。就诊日期 2014 年 3 月。节气：惊蛰。主诉：心烦喜呕 1 周。患者自诉 1 周前因情绪波动，不思饮食，近日出现心烦口苦，时有干呕，并有胁肋痞满不适。刻下患者神志清，精神差，口苦咽干，时有干呕，烦躁易怒，纳差，二便尚调。查体：T36.5℃，P74 次/分，R21 次/分，BP130/85mmHg；心、肺、腹部未见明显阳性体征，舌质红苔薄浮黄，脉弦细。证属少阳胆火，治宜和解少阳。

处方：柴胡 12g，清半夏 9g，党参 15g，炙甘草 9g，黄芩 9g，生姜 9g，枇杷叶 9g，清竹茹 12g，大枣 4 枚（掰开）。3 剂，每日 1 剂，分 2 次水煎，滤渣，取汤汁 450mL，每次 150mL，1 日 3 次，餐后 30 分钟温服。

复诊：患者服用 3 剂后诸症减轻，无明显口干，口苦仍有，干呕减轻，食欲仍感不佳，舌质红苔薄白，脉弦缓。前方去枇杷叶，加入郁金 12g，鸡内金 12g。继服 7 剂。

三诊：患者诸症已平，食欲增进。

按语：患者干呕因情志所伤，出现胸胁胀满，口苦，纳差，心烦并干呕频频，舌质红苔薄白浮黄，脉弦细。此为邪入少阳，胆火升而不降，迫反胃府，致胃气上逆而成。治宜和解少阳。方以小柴胡汤加味。方中柴胡，性味苦辛微寒，入肝胆经，能轻清升散、宣透疏解。黄芩苦寒，可清泄少阳之热。半夏、生姜调中可降逆止呕。党参、甘草、大枣益胃扶正，枇杷叶、竹茹清热止呕。全方使邪气得解，枢机得利，胆胃调和，则诸症可除。

泄 泻

泄泻是以排便次数增多，粪便稀溏，甚至泻出如水样为主症的病证。泄者，泄漏之意，大便稀溏，时作时止，病势较缓；泻者，倾泻之意，大便如水倾泻而下，病势较急。泄泻属于常见的消化功能异常性疾病，与西医学中肠易激综合征相似。肠易激综合征（IBS）是一种肠功能紊乱性疾病，临床发病率较高，以腹痛、腹泻、便秘或腹泻与便秘交替为主要症状，分为腹泻型、便秘型和腹泻便秘交替型三型，但以腹泻型（D-IBS）最多见。本病发病原因和机制尚不完全明确，病情常反复发作，因此在临床中属于难治性疾病之一。近年来对本病的临床研究报道较多，通过文献检索发现，参与 D-IBS 发生的可能病理生理机制包括内脏敏感性增高、脑肠轴功能紊乱、肠道菌群失调、精神心理因素、肠道炎症等。同时患者的身心健康状况也受到严重影响。李老认为泄泻反复发作，与本地区居民饮食偏颇导致的脾胃不健有关，治疗应从肝、脾、肾三脏去认识，病位虽然在大肠，辨证当从脾胃虚弱兼肝郁、肾阳不足立论，以脾胃虚弱为病理基础，兼有肝郁肾虚诸多因素交互为患导致患者病情反复发作，久治不愈。因此，在治疗方面，李老提出对难治性泄泻应采用肝、脾、肾同治之法，不但能显著提高临床疗效，还能达到减少复发的远期疗效。

【病机研究】

李老认为，新疆地区四季分明，冬寒夏热，居民饮食存在一定的偏嗜习惯。例如，冬季饮食辛辣味厚以御寒，夏季贪凉饮冷以解暑。反复饮食辛辣味厚使胃肠郁热，胃肠黏膜受损，并耗伤胃肠津液。贪凉饮冷损伤中阳而使脾寒内生，胃肠失温，腐熟水谷能力减弱。饮食寒热交错损脾伤胃，导致本地区脾、胃、肠病的发病率较高，也形成了脾、胃不健的病理基础。脾、胃、肠相连，胃主受纳，腐熟水谷；小肠受成化物，泌别清浊；大肠传化糟粕；脾主运化，游溢水谷精气以滋养全身。在生理功能方面，脾胃肠相互依赖，协同作用才能发挥其正常作用，病理上常相互影响。对于反复发作的泄泻患者，病位虽然在大肠，但本地区居民饮食偏颇易导致脾胃不健，加之肠病日久亦影响脾胃运化功能，导致脾胃虚弱。脾胃虚弱是其病理基础，病情逐渐发展致水谷不化精微，肾中精气乏源，肾阳日渐虚衰，胃肠失于温煦，完谷不化，清浊混杂而下，故致泄泻反复发作。病久土虚木乘，脾受肝制，气机升降失常，则腹痛、泄泻交作；同时病情缠绵，诱发患者情志怫郁，疑虑百生，肝郁失疏。因此，李老认为对于久治不愈的泄泻患者，病机应从脾胃虚弱、肝郁、肾阳不足相兼为患立论，辨证可归纳为脾胃虚弱兼肝郁肾虚型。

【辨治经验】

《素问·灵兰秘典论》："脾胃者，仓廪之官，五味出焉。"李东垣《脾胃论·脾胃虚则九窍不通论》曰："真气又名元气，乃先身生之精气也，非胃气不能滋之。"《脾胃论·脾胃胜衰论》曰："脾禀气于胃而灌溉四旁，营养气血者也。"受上述理论启发，李老认为，脾胃为仓廪之官是一个整体的概念，统领和概括了水谷入胃，转化为精微和糟粕的全过程，脾能为胃输布精微以营养周身。脾虚则影响气血津液的生成及输布，诸脏腑滋养乏源，故而慢性病久病不愈。临证中，李老治慢性病首重脾胃的养正作用，对于久治不愈的泄泻患者，亦主张把恢复脾胃的运化功能放在首位。《素问·阴阳应象大论》："清气在下，则生飧泄，浊气在上，则生䐜胀。"上述条文与久治不愈的泄泻的病机有相似之处，治疗中李老常在健脾益胃的基础上加温补肾阳之品以止泻，并注重肝郁的治疗，兼用疏肝、柔肝、泻肝之品，使肝气条达，患者心情舒畅，减轻身心负担，以防肝郁乘脾，则有利于疾病康复。由上所述，对于难治型泄泻患者，李老主张采用健运脾胃兼疏肝补肾的脾、肾、肝合治之法，才能达到标本同治的目的。

【经验方——安中止泻汤】

组成：党参 15g，炒白术 12g，茯苓 15g，补骨脂 15g，炒白芍 9g，防风 12g，干姜 9g，砂仁 6g，黄连 6g，陈皮 10g，炒麦芽 15g，炙甘草 9g，大枣 9g。

功用：健脾补肾，疏肝解郁，厚肠止泻。

主治：用于久治不愈，以及腹痛、腹泻反复发作的泄泻患者。

方理：安中止泻汤为参苓白术散、痛泻要方、四神丸合方化裁而成。参苓白术散出自《太平惠民和剂局方》，具有益气健脾，渗湿止泻的功效，用于脾胃虚弱引起的食少、便溏、泄泻等症；痛泻要方出自《景岳全书》，具有补脾泻肝之功效，用于肝气乘脾导致的腹痛、泄泻，泻后痛止等症；四神丸出自《证治准绳》，具有温补脾肾、涩肠止泻的功效，用于脾肾虚寒引起的五更泻、久泄等症。经过多年临床实践，形成了经验方安中止泻汤，并随症加减应用，治疗泄泻临床疗效显著。

方解：方中党参、炒白术为君药，健脾益气，促进脾胃运化。补骨脂、茯苓、炒白芍为臣药，肝、脾、肾同治。补骨脂、茯苓协助君药健脾渗湿、补肾止泻；炒白芍柔肝泻肝缓急治腹痛；防风祛风胜湿、解痉止痛。据痛泻要方记载防风还能散肝疏脾。砂仁化湿行气、温中醒脾和胃；干姜温中回阳，散寒止腹痛，与砂仁配伍，二药对脾寒泄泻的治疗尤佳。炒麦芽消积和中、疏肝和胃，特别适用于肝郁气滞，或肝脾不和之证。陈皮理气调中、燥湿化痰，能除脘腹胀满。防风、干姜、砂仁、炒麦芽、陈皮共为佐助药；黄连清热燥湿为佐制之药，既能制约上述诸温热药的偏性，又能与干姜等辛味药配伍，辛开苦降，调胃厚肠，调和脾胃气机的升降，促进脾胃运化水谷精微。炙甘草和大枣，补脾益气，缓和药性，共为使药之用。诸药配伍，肝、脾、肾和胃肠同治，达到标本同治的目的。该方不但能迅速缓解临床症状，亦能让久治不愈的泄泻患者获得远期疗效。

【验案举例】

患者蒋某，男，42岁。2015年10月初诊。主诉：腹痛伴大便不成形间歇性发作4年，加重3个月。患者自诉4年前因饮食不节出现腹痛、腹泻，因工作繁忙未予重视，后自行缓解。此后每遇风寒，或饮食生冷、辛辣，则出现腹痛腹泻，排便急迫、溏稀，日5~6次，不敢出远门，经治可逐渐缓解。3月前因工作紧张、劳累、饮食不规律，上症复发，并伴见乏力，怕冷，身体逐渐消瘦。3个月来多方求治，经当地医院肠镜检查，未见明显异常，确诊为肠易激综合征，为求彻底治疗，经人介绍，慕名来我院李老门诊求治。刻下，患者神志清，精神欠佳，面色萎黄，形体消瘦，体倦乏力，怕冷，食少，大便溏稀，多泡沫，日4~5次，小便可。查体：腹软无压痛，舌质淡红，苔白腻，边有齿痕，脉弦细，两尺沉取无力。证属肝脾不调兼肾阳不足。拟健脾调肝，温肾止泻之法。方拟安中止泻汤。

处方： 党参15g，炒苍白术各15g，茯苓30g，黑顺片9g（先煎），补骨脂15g，炒白芍9g，防风15g，炮姜15g，砂仁9g，陈皮9g，炒麦芽30g，炙甘草9g。

7剂，每日1剂，分2次水煎滤渣取汤汁450mL，每次150mL，1日3次，餐后30分钟温服。

患者7日后复诊，纳增，乏力体倦较前明显减轻，腹痛、腹泻缓解，大便已成形。前方减炒苍术、炒白芍，继进7剂。

连续4诊后，患者自诉食欲明显改善，体重增加4kg，腹痛腹泻未再复发，大便成形，每日1次。李老调方为党参15g，炒白术15g，茯苓15g，补骨脂15g，炒白芍9g，防风15g，炮姜15g，陈皮9g，黄连6g，清半夏12g，炒麦芽30g，炙甘草9g。此后间断就诊，随访2年，腹泻再未复发。

按语： 对久治不愈的泄泻患者，李老注重肝、脾、肾和胃肠同治，重在健脾调肝、温补肾阳、厚肠止泻，对情志抑郁者调畅情志，达到标本同治的目的。所以该患者不但临床症状迅速缓解，体重逐渐恢复，而且还明显降低了该患者的复发率，说明肝、脾、肾和胃肠同治是较佳的治疗方法。

第五节　肾系病证

水　肿

水肿是由于多种原因导致体内水液潴留，泛滥肌肤，引起眼睑、头面、腹背、四肢甚至全身浮肿，按之没指为主要临床特征的一类病证。西医学慢性肾小球肾炎与之相似，其发病隐匿，常以眼睑或肢体浮肿为首发临床症状，故一般分属于中医学水肿范畴。

中医学认为本病主要是由于各种原因导致脾肾亏虚、风寒之邪合而为病，或夹湿，或夹热，乘虚而入，侵入人体而发病。病位在肾，与肺、脾相关。肾用失司，主水及封藏功能减退，出现正虚邪实的病机变化。李老认为慢性肾炎水肿的发生，以风寒、水湿、湿热、劳倦等致病因素为主。

【病机研究】

《素问·水热穴论》："水病下为胕肿大腹，上为喘呼不得卧者，标本俱病。故肺为喘呼，肾为水肿。"《素问·至真要大论》："诸湿肿满，皆属于脾。"《素问·阴阳别论》："三阴结谓之水。"说明水肿病与肾、肺、脾三脏关系最为密切。

肺为华盖，主一身之表，御外安内，主通调水道，为水液代谢之上源。肾内寄水火，二者互根互用，主全身气化，肾气通过三焦上济于肺，肺气得助，水液代谢上行下达相互制衡，则三焦水道通利。新疆地区气候特点是四季分明，昼夜温差变化较大。特别在季节交替之时，一日昼夜温差 10 余度。李老认为本地居民易受风寒之邪，为本病发生的诱因之一。风寒之邪上受，首先易损肺气，肺气不足，一则卫外不固，易受邪袭。二则，通调水道之职失司，致体内水液代谢失衡。

脾主中州，为后天气血生化之源，主升清，游溢水谷精气，上输于肺。肺、脾、肾三者功能调和，则气血津液等输布有司。新疆地区部分居民冬季喜食辛辣刺激之品，喜饮白酒，且贪杯；夏季饮冷贪凉。辛辣刺激之品、白酒，多饮多食既损伤脾胃，又能助湿生热，产生湿热之邪。饮冷贪凉，则脾阳渐损，水谷不化精微，则又易内生水湿之邪。日久母病及子则肺脾虚损，影响肾之气化，导致水液代谢异常，发为水肿。故此，李老认为本地居民脾胃易受饮食所伤，产生湿热、水湿之邪，也是本病诱发因素之一。

肾主一身之阴阳，内寄相火，温脏腑而化阴精；外与肺和，温肌腠而固卫阳；中与脾脏呼应，温脾助运化水湿。患者肾气素亏，或因劳倦所伤，肾中阳气不足，脏腑失其温煦则水液代谢机能减退；阳虚卫阳不固，风、寒、湿等邪入侵，病与虚合，易发水肿等症。病久阳损及阴，肾阴亏虚，燥热内生，口咽干燥、五心烦热等症渐生。正如《素问·评热病论》所云："邪之所凑，其气必虚。阴虚者阳必凑之，故少气时热而汗出也。"水肿病中、后期，肺、脾、肾三脏会严重受累。李老认为，肺为气之主，主清气升降；脾为湿之主，主运化升腾；肾为气之根，主气化，既能引气归元，降已而升，又主水液气化蒸腾，温润全身。故三脏功能失调，轻则三焦气化失司，影响水液代谢；重则阳衰于下，水谷不化精微，少火蓄生乏源，大气蓄发无源，不能温通周身气机，故使三焦气机升降受阻，大气又因之不转，而使气血津液代谢出现异常，故而诸病丛生。

【辨治经验】

根据本地区慢性肾炎发病特点，李老认为本地区肾炎水肿的发生以风水泛滥、水热互结、水阻气滞三证最多见。

（一）风水泛滥证

以眼睑浮肿，继则遍及周身，发病迅速伴有咽喉肿痛、发热、舌质红、苔黄、脉浮滑为主证。为风寒郁表化热导致肺气失宣、通调水道失常而致风水泛滥证。

以眼睑浮肿，继则遍及周身，发病迅速伴有恶风寒，周身酸痛，脉浮滑、浮紧，或沉紧为主证。为风寒袭表所致的风水泛滥证。

两种发病情况均与气候因素关系密切。

（二）水热互结证

以全身浮肿，腹胀满闷，口干口渴，小便短少或赤，舌质红，苔黄腻，脉沉数为主证。为水热互结于中焦，阻遏气机，伤阴化燥所致。发病与患者饮食失节有关。

（三）水阻气滞证

以面浮身肿，按之没指，腰以下为甚，胸脘满闷，畏寒体倦，腰部困痛，便溏，舌质淡胖，苔白腻，脉沉细无力为主证。为肺、脾、肾三脏功能减退，导致三焦气化失常伴气机阻滞形成本证。多见于疾病发展到中晚期的患者。

关于水肿病的治疗大法，《素问·汤液醪醴论》云："开鬼门，洁净府。"《金匮要略·水气病脉证并治》："诸有水者，腰以下肿，当利小便；腰以上肿，当发汗乃愈。"李老认为,《金匮要略·水气病脉证并治》的条文是对"开鬼门,洁净府"的最好诠释,是治疗各类水肿的大法。孟河丁甘仁治水肿善用发表利水、温肾助阳而去浊阴之法;张琪教授提出,根据中医学、西医学对肾炎症状的对照,风水、皮水多属急性肾炎、慢性肾炎发作期。风水、皮水为水湿在表,一般阳气还没有大伤,所以可以发汗而愈;慢性肾炎的水肿,一般必须从温补脾肾着手,或通补兼施。

李老认为,根据水肿的发病特点,慢性肾炎水肿的治疗当分标本缓急。急则治其标,缓则治其本。一般分三期论治。①早期:表邪郁闭,影响肺气宣化和脾之运化,治疗重在发表利水;②中期:肺、脾、肾三脏受累,三焦气化失司,影响水液代谢,治疗重在温阳化气,通利三焦,促进水液代谢;③晚期:肺失通调,脾肾阳衰,温阳化气之力更显不足,三焦气化失司则水湿泛溢,水湿停滞,气血阻滞,影响三焦气机升降,大气因之不转,则气血津液代谢均出现异常。治疗当温通兼用,重在扶正转气,疏利三焦、化泻泻浊,此乃仲景"大气一转,其气乃散"之变法。

李老遵前贤发表利水之法,治水肿善用《伤寒论》经方化裁。对于风水泛滥证以寒郁热闭为主者,以发表利水解毒法为主,用麻黄连翘赤小豆汤为主方化裁;以风寒束表为甚者,当温肾扶阳、散寒解表为主,用麻黄附子细辛汤化裁。水热互结化燥伤阴者,当清热滋阴利水为主,用猪苓汤化裁。阳虚水泛证偏肾阳虚衰为主者，当温补肾阳、化气利水为主，用真武汤化裁；偏脾阳虚衰为主者，用实脾饮化裁。肺、脾、肾三脏俱病，水阻气滞证，则用李老经验方健脾温肾利水汤治之。该方以《济生方·水肿门·实脾散》中的实脾散合《金匮要略·水气病脉证并治》中的桂甘姜枣麻辛附子汤化裁。

【经验方——健脾温肾利水汤】

组成：生白术、炒白术、生黄芪、炮附子、赤茯苓、麻黄、桑白皮、桂枝、草果、厚朴、大腹皮、干姜、炙甘草。

功用：健脾理气，温肾利水。

主治：周身浮肿，尿少，乏力，胸脘满闷，气短等症。

方解：该方以实脾饮去木香、木瓜，桂甘姜枣麻辛附汤去大枣、细辛，二方合方加黄芪、桑白皮化裁而成。方中生、炒白术燥湿健脾、炮附子温阳利水，三药相合健脾燥湿，温肾利水共为君药。生黄芪益气扶正；赤茯苓健脾渗湿，淡渗利水；麻黄发汗开腠理，利水消肿。三药相合助君药健脾益气，利水消肿，为臣药。桑白皮助肺通调水道，利水消肿；大腹皮走中焦下气宽中，利水消肿；厚朴行气燥湿；草果温中燥湿。四药共为佐助之药。干姜在上能温肺化饮，在中能温中回阳，与炮附子配伍温通上、中、下三焦，以利水液代谢；炙甘草调和诸药之性。二药共为使药之用。全方药物配伍共奏健脾理气，温肾利水之效。

　　加减： 蛋白尿长期不退者加重黄芪、白术用量，增强益气健脾，升清化浊，转输气血精微的功能；血尿不退者，加琥珀粉、旱莲草，二药相合，渗利通淋、凉血活血、散瘀止血；病情稳定后，水肿长期不退者，用防己黄芪汤煎汤久服。

【验案举例】

　　患者张某，女，38 岁。2014 年 5 月 19 日就诊。以"周身浮肿反复发作 10 年，加重 5 天"为主诉，就诊于本院。追问病史：患者近 10 年长期坚持在李老处间断性服中药治疗，近 2 月因病情平稳曾停中药治疗，5 天前因劳累复加受凉，全身水肿加重伴气短而喘不能平卧，经外院治疗不能缓解，故来诊。刻下：周身浮肿，按之没指，胸脘痞胀，气短，气喘不能平卧，腰部冷痛，小便短少，纳呆，便溏。舌质淡红，苔白腻，脉沉细。既往史：慢性肾小球肾炎病史 10 年。查体：周身浮肿，按之没指，双下肢重度凹陷性浮肿，腹软，移动性浊音（＋），双肺呼吸音清晰。血压：146/90mmHg。尿液分析：尿蛋白（＋＋＋），潜血（＋＋）。

　　西医诊断： 慢性肾小球肾炎急性发作。

　　中医诊断： 水肿。

　　辨证： 阳虚水泛。

治法：健脾理气，温阳化气，兼发表利水。

方药：炒苍白术各 15g，赤茯苓 30g，生黄芪 15g，炮附子 9g（先煎），炙麻黄 9g（先煎），桑白皮 30g，桂枝 15g，草果 9g，厚朴 15g，陈皮 30g，大腹皮 30g，冬瓜皮 30g，生姜 15g，炙甘草 9g，大枣 5 枚。7 剂，水煎服。

2014 年 5 月 26 日复诊，周身感轻松，水肿逐渐减轻，胸脘痞胀、气短、气喘明显减轻，腰部冷痛愈，腰部感酸困不适，纳增，尿量增加，大便已成形，口不干。查体：叩诊腹部移动性浊音（+）。舌质淡红，苔薄白微腻，脉沉细。前方去厚朴，加滑石 12g（包煎），烫狗脊 15g，阿胶 9g（烊化），琥珀 3g（冲服）。继服 14 剂。

2014 年 6 月 17 日复诊，患者全身浮肿基本消退，唯双膝以下浮肿，胸脘痞胀、气短、气喘已愈，纳可，尿量较前明显增加，基本接近正常，口干欲饮。查体：双膝以下轻度浮肿，按之呈凹陷性，腹部移动性浊音（-），血压：120/80mmHg。尿液分析：尿蛋白（++），潜血（+）。方药：生炒白术各 15g，生黄芪 45g，防己 9g，天花粉 9g，阿胶 6g（烊化），琥珀 3g（冲服），旱莲草 9g，当归 12g，山药 15g，生姜 9g，炙甘草 9g，大枣 5 枚。继服 14 剂，水煎服。并嘱患者避风寒，忌劳累，防止病情复发，嘱坚持随访治疗。

后经随访，尿液分析：尿蛋白（+）潜血消失，肾功正常，患者病情稳定，能下地务农。

按语：肾病水肿患者正虚邪实，病情复杂多变，起居饮食稍有不慎，则易病情反复。病情的发展与转归均与肺、脾、肾三脏关系密切。因此，李老治疗肾病水肿常从健脾益气、温肾利水立论，并善用"开鬼门，洁净府"之法。从本验案分析，患者此次发病因劳累受凉而诱发，劳则伤正气，凉则肺气闭而不宣，肺主治节功能减退，加之本身阳虚水泛的基础病机，故病情加重迅速，治疗必须肺、脾、肾三脏兼顾。故李老抓住主要病机，拟健脾益气、温阳化气兼发表利水之法，方中配伍精妙，如炒苍白术配赤茯苓、陈皮配厚朴、草果有健脾理气化湿之功；炒苍白术、赤茯苓配生黄芪、附子具有益气健脾，温阳利水的功效；麻黄、桂枝与炮附子配伍，桑白皮、冬瓜皮与大腹皮配伍符合"开鬼门，洁净府"的治疗思路，数法合用，使患者病情逐渐转好。

肾 癌

肾癌属中医学水肿、关格等范畴。中医认为，肺、脾、肾等脏腑功能失调，浊毒壅结于肾，瘀阻络脉，导致三焦气化不利，水、湿、痰、热、毒、瘀等邪互结，久恋于肾而发病。多伴有其他部位癌病、慢性肾病、肾功能衰竭等。临床除全身或下肢浮肿、尿少、腹水、纳呆、腰痛、消瘦等症外，根据其他脏器受累情况，一般常见黄疸、咳嗽、心悸、胸闷、气短、腹胀等症。属虚实夹杂之危重病。

【病机研究】

李老认为本病的发生与患者体质、饮食嗜好、慢性肾病迁延不愈等有关。发病的病因病机以病体肾气素亏，饮食不节，贪酒喜食厚味之品，复加慢性肾病等多种因素，使脾运失健，水谷酒醪不化精微，变为水、湿、浊毒，下积于肾，使肾中阴阳失衡，气血瘀滞不行，水、湿、浊毒、瘀等代谢产物不能及时排出体外，长期蓄积于肾，导致癥瘕毒聚，久则异变生癌。

【辨治经验】

肾癌的发病比较隐匿，常规医学检查不易及时发现，必须借助于肾脏穿刺、病理组织学检查、影像学检查等现代医学手段才能确诊。目前尚无有效的治疗手段。来李老处寻求中医治疗的多数患者，都是为了减轻癌痛和伴随症状，提高生存质量而来。

李老认为本病辨证分型以脾肾两虚、浊毒凝滞为多见，治疗以健脾益肾、解毒泻浊为法，常用经验方益肾解毒汤治疗。

【经验方——益肾解毒汤】

组成： 党参、生黄芪、生白术、茯苓、猪苓、陈皮、清半夏、白花蛇舌草、大腹皮、泽泻、炙甘草、炒麦芽。

另配以鳖甲煎丸常规剂量口服。

功用： 健脾益肾，解毒泻浊消癥。

主治： 腰痛、周身浮肿、腹胀、气短、乏力、纳呆等。

方解： 该方由《伤寒杂病论·辨太阳病脉证并治》中五苓散减桂枝加味而成。方中党参、生黄芪、生白术三药配伍益气扶正、燥湿健脾，助后天气血化生，共为君药。白花蛇舌草清热利湿，解毒消痈，能抑制癌瘤生长；茯苓健脾渗湿，淡渗利水；猪苓利水消肿。三药相合助君药健脾益气，利水消肿，抑制癌瘤生长，为臣药。泽泻利水渗湿，大腹皮下气宽中、利水消肿，二药配伍能加强臣药茯苓、猪苓利水消肿，以泻浊毒之功；清半夏化痰降逆，陈皮理气，炒麦芽和胃消积。三药共用和胃消积，助白术、茯苓健运脾胃。上述五药共为佐助之药，炙甘草益气和中，调和诸药之性，为使药。诸药配伍共奏健脾益肾、解毒泻浊消癥之功。

【验案举例】

患者冯某，男，45岁，于2012年11月22日初诊，以"腰痛、腹胀反复发作8年，加重1周"为主诉，就诊于本院。现病史：患者自述12年前因饮酒贪杯出现酒精中毒，住院后确诊有慢性肾炎，此后长期服用西药治疗，病情控制良好。8年前因饮食不节，饮酒过量，出现腰痛、腹胀、恶心呕吐、发热、乏力、气短、夜间不能平卧等症，再次住院治疗，腹部B超检查发现右肾实质性占位，性质不明。在当地医院进一步完善相关检查，确诊为右肾癌。因家庭经济不支，未进行放化疗及手术，慕名来找李老救治。经李老治疗，病情逐渐得到控制，腹胀、短气、乏力等症消失，此后遇感冒、劳累或饮食不慎等，易发腹胀、短气、浮肿、尿少，或无尿等症，经李老继续治疗，症状缓解，生命体征平稳，生活能自理，还能帮家人料理生意。此次发病是由于其饮酒贪杯、饮食厚味而发。个人史：患者饮酒史20余年，嗜白酒，喜肉食。服中药后，李老允许其每日饮白酒两小杯（约50mL）。刻下：腰痛、腹胀、气短、乏力、心悸、咳嗽、咯少量白色黏痰、纳少、口干苦、夜间不能平卧、尿少、排尿不畅、大便不成形。舌质暗红，苔白腻浊、花剥不全，脉沉细滑，两尺伏。查体：皮肤萎黄，双眼巩膜黄染，腹部稍鼓胀，移动性浊音（++），双下肢膝轻度浮肿，心脏各瓣膜区未闻及病理性杂音，双肺呼吸音粗，血压：100/70mmHg。

西医诊断： 右肾癌。

中医诊断： 水肿。

辨证分型： 脾肾两虚，瘀毒阻络。

治法： 补脾益肾，解毒泻浊消癥。

方药： 党参15g，生黄芪30g，生白术15g，茯苓15g，猪苓15g，生薏苡仁60g，陈皮9g，青皮12g，清半夏12g，白花蛇舌草30g，郁金12g，炒鸡内金15g，茵陈9g，炒枳实15g，炒麦芽30g，炒山楂18g，土茯苓30g，大腹皮30g，冬葵子15g，当归12g，炙甘草9g。

用法： 7剂，水煎450mL，分早、中、晚3次，餐后半小时温服。另送服鳖甲煎丸，一日两次，每次6g。

2012年11月29日复诊，患者自述，服药第二天起，尿量增加，排尿不畅，每次小便中能排出少量丝状组织，尿液颜色呈棕黄色，无痛感，服药后第5天排尿通畅，尿量明显增多，尿液颜色转为黄色。纳增，腹胀、乏力诸症较前明显减轻，心悸、咳嗽、咯痰向愈。查体，巩膜黄染明显减轻，腹部胀满减轻，血压：102/70mmHg。舌质暗红，苔白腻、花剥不全，脉沉细滑，两尺伏。前方减茵陈。继服7剂，水煎服，配以鳖甲煎丸9g，1日2次，口服。

后复诊，患者自述腹胀等临床症状较前逐渐减轻，能平卧，纳增。

此患者长期复诊，但每因饮食不慎，嗜酒贪杯病情加重，最终于 2013 年春季病情加重，不治病故，带瘤生存长达 8 年余。

按语： 本患者患肾癌后，坚持中草药治疗使生存周期延长达 8 年之久。分析李老治疗肾癌的用药特色有以下几方面：①注重脾肾的培补作用，此法既可健脾生津、益气养正以养肾中阴阳，补益人体正气；又能脾肾相助，化湿利水以泻浊毒。②给邪出路，一般肾病水湿瘀毒等邪的出路有三，或从肺宣发由皮毛汗解，或咯痰而出，或从肠道随糟粕一泻而出，或从膀胱随尿排泄而出。李老运用"开鬼门，洁净府"之法，用理气化痰之品，清肺化痰，使上焦之邪得以排出，兼防湿浊化热，炼液成痰，使邪毒瘀阻肺络，又属"开鬼门"之变法。加入消积理气通腑之品，能使中焦气机调畅，有利于脾胃运化精微，代谢水湿，又能使肠道湿浊、糟粕及时倾泻，保持腑气通畅。加入健脾运湿和利水解毒之药等，使体内水湿、浊毒下趋于肾，随尿液从膀胱而去，后二者为对"洁净府"治则的发挥。特别是薏苡仁和冬葵子的精妙配伍，大剂薏苡仁取其健脾利湿、利水排脓之功，可分消精微与水湿浊毒各行其道，配以冬葵子利水通淋，二药相合使肾中坏死癌物及时脱落，随浊毒从尿排出，使肾的水液代谢之路保持通畅。③对兼症的取舍治疗，有的放矢，定位准确。本患者所发心悸是水气凌心之过，病本在肾。李老抓住病机所在，利水通淋泻浊，水饮去则心悸自愈。对于目珠黄染、口干苦之症，属水湿化热伤阴及邪毒入肝之征，必须兼顾。方中所用郁金配鸡内金是李老清肝热治口苦的常用药对，与茵陈配伍则利湿退黄之力更强，且引解毒散结诸药入肝，使湿热、邪毒及时得清，则目黄退，阴伤之弊得除。④白酒有多功效作用，既能健脾泻浊，又能和胃养正。李老允许患者每日饮白酒两小杯，取叶天士《临证指南医案·虚劳》所言："食物自适者，即胃喜为补"的学术思想。白酒为五谷粮食之精华，一者可悦胃醒脾，促进脾胃恢复升清降浊之职，又能促进药物吸收，引药入病所，发挥药效。二者白酒性温，少量用之，具温阳行气活血之功，能助肾气的蒸腾气化之性，提高肾脏代谢水液的功能。故此，本例患者常饮少量白酒的食补之效和妙用之处也不容忽视。

第六节 其他病证

紫 癜

紫癜多由于火热毒邪导致皮肤出现青紫斑点，或伴有衄血等情况，易反复发作。本病好发于素体热盛之人，每因外感风热，或饮食辛辣厚味，内外合邪而发。早期发于肌肤，则见皮肤紫斑，热毒内侵伤脏腑血络，可见腹痛、尿血，或大便潜血。

【病机研究】

李老认为，本病常见病因为感受时邪，多由风热邪气侵袭，郁于肌表，遂成热毒，灼伤脉络，血溢于肌肤表面发为紫斑。因此病起病较急，初期多以实证为主，其病机多为郁热内盛或热毒侵袭，进而迫血妄行。紫癜发斑色红赤者病情较轻，紫褐色者往往较重，而且小儿多见。《医宗金鉴·外科心法要诀·婴儿部》："此证多因婴儿感受疠疫之气，郁于皮肤，凝结而成……发于遍身，惟腿胫居多。"

【辨治经验】

叶天士《温热论》："入于血则恐耗血动血，直须凉血散血。"本病治疗多采用滋阴泻火、清热凉血之法。对于血瘀阻络者则须化瘀通络。李老认为本病在治疗中，还须注意标本兼顾，在治本同时须加止血之品，避免使用辛香走窜之药。因本病常见于小儿，体质较弱，寒凉之药其性凝滞，过量则易留瘀。李老经验方清癜饮，能促进气血化生，祛瘀生血，且注重紫癜恢复后调摄脾胃，避免病情反复发作。

【经验方——清癜饮】

组成： 金银花、连翘、芦根、薄荷、生甘草、生地黄、丹皮、水牛角、玄参、白茅根、藕节炭。

功用： 疏风解表，凉血解毒。

主治： 热邪侵袭，郁于肌表，遂成热毒，灼伤脉络所致的皮肤紫癜，或合并肾炎等。

方解： 清癜饮方中金银花、连翘、芦根、薄荷疏风透表，清热解毒；生地黄、丹皮、玄参滋阴凉血，丹皮兼透阴分伏热，有凉血不留瘀，活血而不动血之效；水牛角清热凉血，泻火解毒。四药相合，入血分以清透阳热，入阴分以化瘀解毒消瘀血；白茅根能入心经血分凉血止血，入肺胃气分清肺胃蕴热而生津，入膀胱经清利湿热而利尿；藕节炭甘涩性平，既收敛止血，又略兼化瘀，止血而不留瘀。诸药相合，共奏疏风清热、凉血止血、解毒化瘀之效。

加减： 紫癜长期不退者加黄芪、白术益气健脾，增强脾脏升清化浊、转输气血精微的功能；血尿不退者，加琥珀粉、旱莲草，渗利通淋、凉血活血、散瘀止血；久病不愈者加山药健脾养阴、冬虫夏草肺肾同补，以固脏腑先后天之本。

【验案举例】

王某，女性，7岁，汉族，就诊日期2013年11月。其母代诉，患儿双下肢发斑2日。患儿1周前因感冒发热，西医静脉注射治疗3日退热痊愈。2天前患儿诉下肢发痒，发现双下肢膝关节以下多发暗红色小点，并伴有食欲减退，大便秘结。实验室检查：血常规正常，尿常规，潜血（+），蛋白（-）。刻下，患儿精神尚可，下肢膝关节以下多有紫色斑点，按之不褪色，食欲减退，小便色黄，大便干结。查体：体检患儿紫斑散发，皮肤黏膜及巩膜无黄染，心、肺听诊无明显异常，腹平软，四肢无浮肿。舌质红苔黄，脉滑数。诊断：紫癜，证属血热妄行。治以凉血化瘀，清热泻火。方拟清癜饮化裁。

处方：水牛角9g，生地黄12g，炒白芍6g，牡丹皮6g，霜桑叶12g，菊花6g，连翘壳12g，金银花12g，生甘草6g，白茅根9g，小蓟炭9g。3剂，每日1剂，分2次水煎滤渣取汤汁300mL，每次100mL，1日3次，餐后30分钟温服用。

患者3日后复诊，下肢皮肤紫斑已褪，皮肤瘙痒减轻，大便已正常，复查尿液常规：潜血（-），蛋白（-）。前方去小蓟炭，加入党参9g，再服3剂。

三诊患者下肢皮肤正常，复查尿常规正常，嘱患儿避风寒，避免剧烈活动，清淡饮食两周。

按语： 患者小儿，体质素虚，感受风热邪气，郁于肌肤，导致热伤血络，迫血妄行，血溢出于皮肤出现紫斑。热盛而导致胃肠津液受损，出现小便短赤，大便干结，舌质红苔黄，脉滑。因其发病急、来势迅猛，故而用清热凉血之法，待病情和缓后再加益气收涩之品。

方中水牛角、生地黄清营凉血为君，使血热得清，其血自宁。水牛角虽为咸寒之品，清心肝以解热毒，直入血分而凉血。生地黄清热凉血，又可养阴生津，助水牛角解血分之热而止血，同时可复已失之阴血。芍药酸性收敛，养血敛阴，助生地黄和营泄热。牡丹皮，《重庆堂随笔·卷下》："所谓能止血者，瘀去则新血自安，非丹皮真能止血也。"说明牡丹皮活血散瘀，与芍药合用可增强活血散瘀之效。李老临证善用霜桑叶，其认为霜桑叶属于辛凉解表药，有疏风清热的功效。配伍菊花，因其质轻气凉，轻清走上，可加强桑叶疏风清热的作用。溲赤者，加金银花、连翘壳。再配以白茅根、小蓟炭偏于止血凉血，破血通淋。复诊时患儿诸症减轻，去小蓟炭，加入党参以补气固本。

瘾 疹

瘾疹是一种以皮肤出现红色或苍白色风团，时隐时现伴瘙痒为主症的皮肤病。本病以皮肤上出现瘙痒性风团，发无定处，骤起骤退，消退后不留任何痕迹为临床特征。一年四季均可发病，不分老幼。临床上可分为急性和慢性两种，急性者骤发速愈，慢性者常可反复发作。中医学古代文献又称风疹块、风疹等。本病相当于西医学的荨麻疹。

【病机研究】

瘾疹早在《黄帝内经》就有记载，《备急千金要方·瘾疹》载："《素问》云：风邪客于肌中则肌虚，真气发散，又被寒搏皮肤，外发腠理，开毫毛，淫气妄行之则为痒也。所以有风疹瘙痒，皆由于此。"因此，李老认为此病主要病机是风邪外袭，腠理空虚。腠理空虚，风邪往来于腠理之间，则风团此起彼伏，而瘙痒不已。风为阳邪，其邪伤及肤表，郁而不散，最易热化燥血。如酒客或素体湿盛之人，热与湿气相合，蕴蓄不散，就会形成风邪外发、湿热内蕴之证候。而湿盛之人多有脾气虚弱，故治疗中须加入健脾运脾之品。

【辨治经验】

李老治疗瘾疹善用《太平惠民和剂局方》中的消风散与吴鞠通的《温病条辨》中的银翘散合方化裁而成的经验方，命名为连翘消风汤。该经验方以消风散去藿香加入大剂连翘、金银花、白鲜皮等组成。方中羌活、防风、荆芥穗、川芎等辛药轻浮去头目项背之风；僵蚕、蝉蜕轻扬宣散去皮肤之风；厚朴化浊散满；党参、茯苓、甘草、陈皮扶正调中，健脾益气，使得风邪无留着之地。李老考虑藿香芳燥故去而不用，以防燥伤血，为杜渐助湿之嫌，不用茶调，不以酒行，而代以大剂连翘配金银花宣散郁热，其效尤佳。

【经验方——连翘消风汤】

组成：连翘、金银花、荆芥穗、防风、羌活、生甘草、炒僵蚕、蝉蜕、川芎、厚朴、茯苓、陈皮、徐长卿、白鲜皮、党参。

功用：疏风祛湿，清热解毒。

主治：风湿热邪郁于肌腠诱发的瘾疹。

方解：风邪外侵，湿热内蕴，风、湿、热三邪搏于肌腠若热邪偏盛者，应先疏风清热，祛湿解毒。用大剂连翘与金银花配伍以清热解毒、疏散风热。羌活、荆芥穗、防风辛而微温，长于表散风邪，疏风透邪于腠理，且辛药轻浮，善去头目项背之风。蝉蜕甘寒疏散风热；僵蚕咸而辛平偏凉，既善息风化痰，又能祛风止痛、解毒散结。二药配伍轻扬宣散能祛皮肤之风。川芎活血行气祛风止痛。厚朴燥湿行气。茯苓健脾利湿，与防风相合，祛风燥湿之力更强。白鲜皮苦寒，清热解毒、祛风燥湿、止痒，为治疗风湿、湿热痒疹之常用药；徐长卿辛温，既祛风又活血通络，疏风止痒，活血通络。二药相合，祛风止痒之力更强。根据李老经验，蝉蜕、僵蚕、徐长卿三药组合，祛风止痒、活血通络，有类似于西药抗过敏的作用。党参益气扶正，陈皮理气健脾，生甘草解毒调和药性，党参、茯苓、甘草、陈皮扶正调中、益气和中，使风邪无留着之处。诸药合用，外散风热郁毒，内清湿热蕴结，兼以扶助正气，表里同治，实为消风之良方。

【验案举例】

徐某，女性，28岁，汉族。就诊日期2013年7月。主诉：皮肤出现红色风团1月，伴气短1周。患者自诉近1个月来周身皮肤反复出现瘙痒性风团，发无定处，伴有轻微灼热感，骤起骤退，消退后无任何痕迹，1周来症状加重并伴有气短不适。实验室检查，血常规无明显异常。刻下，患者诉气短，上臂有数块鲜红色风团略高于皮面，并有搔痕，患者精神尚可，烦躁，饮食如常，大小便正常。患者既往无明显药物过敏史。苔白滑，脉小滑。诊断：瘾疹。证属风热犯表，治以疏风清热，方拟连翘消风汤。

处方：连翘15g，羌活9g，防风9g，荆芥穗9g，川芎9g，厚朴9g，党参12g，茯苓12g，陈皮9g，炙甘草9g，炒僵蚕 9g，蝉蜕 9g，白鲜皮 15g，土茯苓 15g，紫草 12g，徐长卿 15g，金银花 15g。

7 剂，每日 1 剂，分 2 次水煎滤渣取汤汁 450mL，每次 150mL，1 日 3 次，餐后 30 分钟温服。

复诊症状减轻，加入马齿苋，继续服用 7 剂，症状全部消失。

按语： 本患者因禀赋不足，卫外不固，风热之邪客于肌表，致风邪搏结于肌肤而发病。正如《医宗金鉴·外科心法要诀·瘤》："此证俗名鬼饭疙瘩。由汗出受风，或露卧乘凉，风邪多中表虚之人。"组方中连翘散上焦风热，羌活、防风、荆芥穗、川芎等药可去头目项背之风；僵蚕、蝉蜕轻扬宣散去皮肤之风；厚朴化浊散满；党参、茯苓、甘草、陈皮扶正调中；土茯苓清热解毒、消肿散结；紫草清热凉血，徐长卿疏风止痒。风热之邪客于肌肤，外不得透达，内不得疏泄，故风团鲜红、灼热，遇热则风团加重，风盛则剧痒，风热壅肺则气短。以连翘配金银花可清透并行，疏风清热，透邪出表，邪祛则肺气宣畅，气短自行缓解。另外，大剂连翘，苦能清泄，寒能清热，入心肺二经，可散上焦风热。其用有三，泻心经客热，一也；去上焦诸热，二也；为疮家圣药，三也；这里主要使用其一、二功用，达到治疗目的。

汗 证

　　汗证是指由于阴阳失调，腠理不固，而致汗液外泄的一种病证。以全身或局部时时出汗，有盗汗、自汗等，有外感引起，也有内伤导致的。《灵枢·决气》："腠理发泄，汗出溱溱，是谓津。"汗液由水谷精微所化生，属精华物质。汗出是人体正常的生理现象，由阳气蒸发阴液所产生，正如《素问·阴阳别论》："阳加于阴谓之汗。"但是，如果汗出淋漓，自汗不止，甚至夜间盗汗，则为病理现象，也即汗病。

【病机研究】

　　李老认为，汗证多为气血阴液虚损，营卫失和、阴阳失调、津液外泄所致。汗为心之液，出汗过多会导致心血不足，或者心脾两虚。久汗、大汗又会耗伤阳气，导致阳气虚衰。出汗过多导致阴液耗伤，致阴虚火旺，又可以引起津液外泄而加重出汗。故临床须及时治疗，不至造成虚损重症。

【辨治经验】

李老认为，汗证有一定的规律可循。除体虚易汗者外，不同年龄阶段的汗证，临床表现及其辨治均有不同，具体分述如下。

（一）小儿无外邪或表虚不固之汗证

小儿多无外邪，乃胃肠积滞化热郁而上蒸所致汗者居多，拟化积清肠之法，以保和丸、调胃承气汤等化裁，可获良效；表虚不固，多因患儿素体虚弱，反复感受外邪导致肺气虚损，卫外不固而发，用玉屏风散加味，可获良效。

（二）少、青、壮年之汗证

少年、青年、壮年均气血偏旺，气分热郁，熏蒸迫汗外泄，或伴胃肠积滞化热，循阳明多气多血之经，蒸腾津液外泄者居多。此类汗证从气分热盛及阳明腑实证论治，治以清气养阴，兼通腑泄积之法。气分热盛者以白虎加人参汤加减，阳明腑实证者以调胃承气汤化裁。

（三）中青年之汗证

中青年之汗证多从肝郁胃热论治。由于此年龄段患者社会压力较大，常易肝郁化热，加之应酬较多，胃肠湿浊积滞，也易郁而化热，肝郁胃热相合，邪热郁蒸则易迫汗外泄。治以疏肝解郁，清胃泻浊。方以柴胡加龙骨牡蛎汤化裁，或大柴胡汤化裁。

（四）中老年之汗证

中老年之汗证多属气阴两虚，阴虚火旺。男女均可发病。李老善从益气养血，滋阴清热立法，以李东垣《兰室秘藏·自汗门》的当归六黄汤为基础，创立了经验方——静心止汗汤，对围绝经期女性的汗证，效如桴鼓。

【经验方——静心止汗汤】

组成：当归、生地黄、熟地黄、生黄芪、黄芩、黄连、黄柏、女贞子、蜜百合、肉桂。

功用：益气养阴，滋阴降火。

主治：适用于气阴两虚的自汗，或阴虚火旺的盗汗。

方解：静心止汗汤方中当归与生地黄、熟地黄共为君药，入肝肾而滋阴养血，阴血充盛则可制火，是为壮水制阳。盗汗为阴虚火旺，热迫津液所致，故以黄芩、黄连、黄柏清泄三焦之火，清热除烦以坚阴，以达到清热坚阴、汗不外泄的目的，三黄共为臣药。而加用黄芪以益气固表，与当归、熟地配伍又可益气养血，为方中佐药。女贞子滋补肝肾，益阴养血。百合养阴清热。肉桂与黄连相伍，取天地交而万物通之意，可交通心肾，清火安神。李老指出，阴虚火旺的盗汗证又可分为阴虚阳亢和阴虚夹实的情况。有阳亢情况的多伴有口干，腰膝酸困，应重用生地黄和熟地黄。

【验案举例】

王某，女性，52 岁，汉族，就诊日期 2013 年 9 月。主诉：盗汗间断发作半年余。患者半年来五心烦热，腰膝酸困，夜间盗汗，午后体温无明显变化，无明显咳嗽咯痰。患者既往有肺结核病史，经当地医院胸片检查肺结核病灶已钙化。刻下，神志清，精神差，气短，两颧略红，口干，五心烦热，夜间盗汗，时有自汗，出汗以上半身为著，腰膝酸困，大小便正常。舌质偏红，苔薄白，脉细小数。证属阴虚火旺。治以滋阴降火。方拟止汗静心汤。

处方：当归 12g，生地黄 15g，熟地黄 15g，生黄芪 12g，黄芩 12g，黄连 9g，生黄柏 9g，女贞子 30g，蜜百合 12g，肉桂 1.5g。

4 剂，每日 1 剂，分 2 次水煎滤渣取汤汁 450mL，每次 150mL，每日 3 次，餐后 30 分钟温服用。

患者 4 日后复诊，出汗明显减轻。前方继服 7 剂。

三诊患者诸症已愈，嘱患者避风寒、调饮食，门诊随访。

按语：患者为老年女性，既往有肺结核病史。年长阴血亏虚，阴虚而生内热，《素问·评热病论》："阴虚者，阳必凑之，故少气时热而汗出也。"阴虚而虚火内扰，津液不能收敛亦可发为盗汗，两颧发红，五心烦热。心居于上，属火；肾居于下，属水。水火相济则心肾相交，诸疾无生。如果肾阴亏虚，水不能上济于心，阴不制阳，心火亢盛，则阴虚火旺之证生。故口干明显，舌红、脉细小数为阴虚火旺之象。治宜滋阴降火，固表止汗。药证相合，故患者临床症状得以快速缓解。

乳　癖

乳癖是以乳房部有形状大小不一的肿块，胀痛结块，与月经周期及情志变化密切相关为主要表现的良性增生性疾病。相当于西医学的乳腺增生。乳腺增生是中青年女性的常见病和多发病。

【病机研究】

李老认为，乳癖的发生与肝郁气滞关系密切。肝郁气滞，肝气犯胃，影响脾胃运化，脾胃失健，则湿自内生，气滞湿阻，郁而生痰，痰气交阻循足阳明胃经上行结于乳房络脉，则见乳房胀痛和乳房结块。

【辨证经验】

李老治疗此病常从脏腑经络辨证出发，从肝胃论治。以疏肝和胃、理气散结立法，用经验方柴青牡蛎汤治疗，在临床取得了很好疗效。

【经验方——柴青牡蛎汤】

组成：柴胡、青皮、生牡蛎、黄芩、夏枯草、浙贝母、陈皮、牡丹皮、炙甘草、炒麦芽。

功用：疏肝和胃，理气散结。

主治：用于治疗肝气郁滞引起的乳房胀痛，乳房结节等症。

方解：本类患者因肝气郁滞化火，常伴有心烦易怒之症。故本方以柴胡疏肝解郁，青皮疏肝理气，生牡蛎软坚散结，三药共为君。黄芩清泄肝火，浙贝母化痰散结，夏枯草清热解毒，牡丹皮清肝泄热，兼能活血散结，四药配伍，能加强疏肝解郁、清热解毒、化瘀散结之功，共为臣药。陈皮行气宽中，既能助青皮加强疏肝理气之用，又能与炒麦芽配伍疏肝和胃，共为佐助。炙甘草补脾益气，调和诸药之性为佐使。诸药配伍疏肝和胃，理气散结，能使乳房胀痛迅速缓解，乳房结块渐消缓散。

【验案举例】

患者李某，女，41岁。2015年8月13日初诊。以双侧乳房胀痛反复发作12年，加重1周为主诉就诊本院。现病史：患者自述12年前因工作和生活压力过大，于行经前出现双侧乳房胀痛，未予重视。此后病情加重，轻触即痛，遂多处就医诊治，病情有所减轻。但每遇劳累、情绪波动、行经前等易反复发作。1周前因生气双侧乳房胀痛加重，经当地医生诊治疗效欠佳，故慕名前来求治。查体：双乳多发结块，大小不等，质地柔软，压痛明显，与皮肤无粘连，皮色正常。舌质红，苔薄白，脉弦滑。B超示：双侧乳腺内多发低回声结节（考虑囊性增生）。

西医诊断： 双侧乳腺增生。

中医诊断： 乳癖。

治法： 疏肝理气，散结止痛。

方药： 柴胡9g，黄芩9g，青皮12g，陈皮15g，生牡蛎30g（先煎），夏枯草30g，浙贝母18g，合欢皮30g，醋元胡15g，牡丹皮15g，炙甘草9g，炒麦芽30g。7剂水煎服。

2015年8月20日复诊，患者自述，服药当天，两乳胀痛即明显减轻，7剂服尽，两乳胀痛已基本消失，唯重力按压感疼痛，两乳肿块明显缩小。前方有效，减夏枯草为15g，加党参15g，继服14剂。

2015 年 9 月 4 日复诊，患者喜形于色，自述病已痊愈，近日行经乳房胀痛未发，自查两乳，已无结块及压痛。B 超复查结果，双侧乳腺多发低回声结节消失。患者病获痊愈。

按语： 乳腺增生是中青年女性的常见病和多发病，多因情志不调而得。李老从肝胃论治，立疏肝和胃、理气散结之法。所用自拟方药物配伍有四大优点：一是柴胡、黄芩与青陈皮配伍，疏肝理气清肝热功专力强；二是大剂量生牡蛎、夏枯草、浙贝母与柴胡、青皮、陈皮、牡丹皮配伍软坚散结之力更强；三是注重养正，当两乳胀痛明显减轻时，软坚散结之品中病即止，减夏枯草用量，并加入党参扶正，预防正气被伐。四是方中炒麦芽之妙用，疏肝和胃，以绝肝气犯胃之弊，病遂得瘥，不再反复。

梅核气

梅核气是指咽喉中有异物感，如有梅核塞于咽喉，咯之不出，咽之不下的一种疾患。与西医学的慢性咽炎，或咽喉感觉异常症类似。

【病机研究】

中医学对梅核气的认识最早见于《灵枢·邪气脏腑病形》："胆病者，善太息……嗌中吤吤然，数唾。""嗌"指咽喉，"吤"象声词，喉中哽塞所出声。该条文说明胆病气郁不畅，致咽喉中如有物哽塞不爽，频繁唾之。《金匮要略·妇人杂病脉证并治》不但对此症描述更加形象具体，而且还认识到女性多发的特点，如条文曰："妇人咽中如有炙脔，半夏厚朴汤主之。"该方成为治疗梅核气的代表方，奠定了中医治疗该病的基础。《太平惠民和剂局方·卷四·续添诸局经验方》："四七汤，治喜、怒、悲、思、忧、恐、惊之气结成痰涎，状如破絮，或如梅核，在咽喉之间，咯不出，咽不下，此七气之所为也。"由此，"梅核气"病名始定。此后，后世医家对"患者自觉咽中有痰或异物感，吐之不出，咽之不下者"称为梅核气。

【辨治经验】

李老认为，本病的发生与情志不遂有关。主要为肝气乘脾，脾运失健，聚湿生痰，痰凝气聚，循肝经上行结于咽喉而发病，与肝、脾、肺三脏关系密切。他以仲景半夏厚朴汤为主方化裁，创立了经验方利咽散结汤，在临床应用疗效显著。

【经验方——利咽散结汤】

组成：半夏、厚朴、紫苏梗、茯苓、马勃、浙贝母、生牡蛎、夏枯草、木蝴蝶、陈皮、桑白皮、炒枳壳、炙甘草、生姜、大枣。

功用：化痰利咽，解毒散结。

主治：咽部梗塞不适之顽症，梅核气病情较重者、慢喉痹、夜间打鼾较重者，以及儿童患有咽扁桃体肿大者。

方解：方中以半夏化痰散结，厚朴降气消痰，紫苏梗宽胸利膈，顺气消痰，三药相合共为君药；茯苓健脾渗湿，马勃解毒利咽，浙贝母化痰散结，生牡蛎软坚散结，夏枯草清热散结，五药相合消痰利咽，加强君药化痰散结之功，共为臣药；木蝴蝶理气开音，陈皮理气化痰、炒枳壳疏肝行气宽中，桑白皮清肺消痰，四药相合理气宽胸，清肺利咽共为佐助之用；炙甘草益气补脾、调和诸药之性，生姜温肺化饮，大枣益气补中，缓和药性，三药相合，扶正驱邪，调和药性，共为使药之用。诸药相合，则化痰散结，降气利咽之功显著。

【验案举例】

患者李某，女性，43岁，2016年2月17日初诊。主诉：咽部梗塞不适反复发作5年，加重伴气憋胸闷1个月。追问病史，5年前，患者因生气出现咽部梗塞不适，如有痰涎粘于咽喉，咯吐不出，吞咽不下，经当地中医治疗症状缓解。但此后每遇生气易发，发病则必须依靠中药汤剂治疗方能缓解。一月前，因家庭变故，咽部梗塞不适症状再次发作，且较前加重。发病呈间歇性，发作时自觉咽部异物梗塞，颈部气憋如窒，胸闷，烦躁恐惧。经多方治疗疗效欠佳，慕名前来我院就诊。经喉镜检查和肺功能检测均未发现异常，接诊医生引见至李老门诊就诊。刻下：咽部有异物感，梗塞不适，颈部气憋如窒，胸闷，烦躁不堪，呈间歇性发作。平素纳谷不馨，大便溏泄。查体：咽部红，无充血及扁桃体肿大，舌质红，苔白腻，脉弦滑。李老分析患者乃因生气导致肝郁气滞，影响气机调畅，肝郁乘脾，湿郁不化，聚湿生痰，痰气交阻而发病。痰气交阻于胸中，则胸闷气憋。循经上逆，阻于咽喉，则咽部如物阻塞，吞咽不利。患者自感颈部气憋如窒，烦躁不堪；平素纳谷不馨，大便溏泄为肝郁乘脾犯胃所致。辨证为肝郁脾虚，痰气交阻。治以疏肝解郁，化痰利咽。方用利咽散结汤。

处方：半夏12g，厚朴18g，紫苏梗12g，茯苓30g，浙贝母18g，生牡蛎30g（先煎），夏枯草30g，陈皮15g，合欢皮30g，石菖蒲12g，白芍30g，炒麦芽15g，生姜15g，炙甘草9g，大枣5枚。

煎服方法：3剂，水煎450mL，分早、中、晚3次，饭后温服。

2016年2月21日二诊，患者自述服药当天，即感咽部梗塞、颈室等症显著减轻，发作间歇期延长。李老辨证仍为肝郁脾虚，痰气交阻；治法为疏肝解郁，化痰散结。处方：半夏 12g，厚朴 15g，紫苏梗 12g，茯苓 30g，浙贝母 18g，生牡蛎 30g，夏枯草 15g，木蝴蝶 12g，陈皮 9g，桑白皮 15g，炒枳壳 12g，生姜 12g，炙甘草 9g，大枣 5 枚。7 剂，水煎 450mL，分早、中、晚 3 次，饭后温服。

2016 年 3 月 1 日三诊，患者自述服药期间，咽部梗塞感逐步减轻，余症未发，欲求上方继服，以巩固疗效。查体：舌质红，苔薄白，仍脉弦滑，但较前已转和缓。根据症、舌、脉辨证，李老认为患者病起于肝郁脾虚，现虽诸症已除，但从脉象分析，仍有痰气郁阻之象，病根不除，易复发。故继服 7 剂，仍以健脾化痰、降逆顺气为法，以巩固疗效。后期随访，未再复发。

按语： 李老善用脏腑辨证和经络辨证等指导选方用药。本例患者，主张急则治其标，初诊以疏肝解郁、化痰利咽为法。配伍精妙之处有二：一曰遵仲景立方之意，化痰降气，合解郁散结之品以加强理气消痰之效。如方中用半夏配厚朴化痰降气；浙贝母、生牡蛎、夏枯草配合欢皮解郁散结。据临床观察，此两组药物配伍化痰散结、理气宽胸之效甚速。二曰肝、脾、胃同调，健脾化痰同时疏肝和胃，缓急解痉除病根。如茯苓配紫苏梗健脾渗湿除生痰之源，白芍配合欢皮疏肝缓急，炒麦芽配生姜、石菖蒲，温中化湿，疏肝和胃，缓急解痉，开窍宁神，能除颈部气憋如窒之症。二诊，肺、脾、肝同治，健脾疏肝、清肺化痰，三脏同治，一疏肝经郁滞，二除生痰之源，三清贮痰之器，使痰气为患之标本均除。

崩　漏

　　崩漏是指妇女经血非时暴下不止或淋漓不尽，前者称
"崩中"，后者称"漏下"或"经漏"。崩漏属中医女科中
难治性疾病，临床较常见。李老认为，其多见于冲任虚损，
不能制约经血，致经血非时而下。冲任二脉均起于胞宫。
《灵枢·逆顺肥瘦》记载："夫冲脉者，五脏六腑之海也……
其上者，出于颃颡，渗诸阳…其下者，并于少阴之经，渗
三阴"，说明冲脉与肝、脾、肾三脏关系密切，受肾中真阴
滋养，并取肝、脾之血以为用。任脉主一身之阴，为"阴脉
之海"，与肝、脾、肾三经分别交会于"曲骨""中极""关
元"，取三阴之精血以养之。二脉之气血充盛，才能使胞宫
有行经、胎孕的生理功能。如先天不足，或后天失养、虚
劳损伤等均可导致冲任虚损，诱发崩漏。

【病机研究】

　　针对冲任虚损而致崩漏的女性患者，临证中李老善用
经验方胶艾理冲汤治疗。此方出自《金匮要略》的胶艾汤，
由地黄、阿胶、炙甘草、艾叶、当归、白芍、川芎等药物
组成。《金匮要略·妇人妊娠病脉证并治》中"妇人有漏下

者，有半产后因续下血不绝者，有妊娠下血者。假令妊娠腹中痛，为胞阻，胶艾汤主之"的记载。本方主要用于半产后流血不止，妊娠出血以及妊娠腹痛等病。徐灵胎《医学源流论·卷下·妇科论》："冲任脉皆起于胞中，上循背里，为经脉之海。此皆血之所从生，而胎之所由系……而后其所生之病，千条万绪，可以知其所从起。"受徐氏启发，李老认为，尽管崩漏不止、妊娠出血以及妊娠腹痛等这些疾病的产生原因不同，表现各异，但冲任虚损病机却是一致的，冲任二脉之精血源于肝、脾、肾，肝藏血，脾统血，肾藏精。胶艾汤中四物可补血养肝，阿胶滋补肾阴，肝肾经血充足，则冲任二脉可充盈。此外，伴有脾虚者，如由脾气虚弱而致化源不足，肾气不足，天癸不充者，健脾尤为重要。

【辨治经验】

李老认为，胶艾汤看似无明显补脾药物，但艾叶、甘草配伍作用巧妙，可温脾补脾。其中艾叶味苦，气温，属阴中之阳药，无毒，可入脾、肾、肺三经；甘草健脾调中。二药相伍则可温补脾阳。妇科中，无论经、带、胎、产，大凡属于冲任虚损者，李老均在此方基础上加以化裁，灵活应用，收效显著。

【经验方——胶艾理冲汤】

组成：当归、川芎、熟地黄、炒白芍、炒艾叶、炙甘草、阿胶、续断、炒黄柏、玄参、牡丹皮。

功用：补血止血，调经安胎。

主治：崩漏。用于冲任虚损所致月经过多，淋漓不尽，或妊娠下血，或产后下血不绝之症。

方解：崩漏者，凡证属冲任虚损、血虚偏寒者，当养血止血、安暖胞宫，为达以"养"为"塞"的目的。方中艾叶既有暖胞宫止崩漏的效力，又具止痛的作用；阿胶既能滋阴补血，又能止血。二药为补益冲任、调经安胎和治疗崩漏的主药。当归、白芍、川芎、熟地黄，即后世从本方衍化出的四物汤，养血调肝。续断疗崩漏之疾，《药性论·卷第七·续断》："主绝伤，去诸温毒，能宣通经脉。"黄柏清下焦之热，玄参清热凉血，滋阴降火。用牡丹皮、川芎、当归、熟地四药相合补血不留瘀，可防因"补"留"瘀"，寓活血于补血之中。阿胶配甘草善于止血，芍药配甘草尤能缓急止痛。诸药合用，共奏养血止血、调经止崩之功。

加减：气虚者加人参、黄芪；恶寒者加肉桂、炮姜；下焦虚寒，经色偏淡者加鹿角霜、巴戟肉；如妊娠胎动不安者加菟丝子、杜仲。

【验案举例】

王某，女，38 岁，汉族，2013 年 6 月初诊。患者 2 年以来，经行不规律，常居经或并月一行，来时量多，每次持续 5~7 天。近半年来，阴道流血，淋漓不断，自觉气短乏力，心慌头晕。脉尺部沉弱，寸关浮软，舌淡，苔薄浮黄。体检：面色苍白，贫血貌，全身皮肤黏膜及巩膜无黄染，体表淋巴结未触及，心肺听诊无明显异常，肝脾未触及，腹平软，全腹无压痛及反跳痛，四肢无水肿。拟滋阴补血，调养冲任。以胶艾理冲汤化裁。

处方：当归 9g，川芎 6g，熟地黄 15g，炒白芍 15g，炒艾叶 9g，炙甘草 9g，阿胶 9g（烊化），续断 12g，炒黄柏 9g，玄参 12g，牡丹皮 9g。5 剂，每日 1 剂，分 2 次水煎滤渣取汤汁 450mL，每次 150mL，1 日 3 次，餐后 30 分钟温服用。

服用 5 剂后血止，继续调养后未再痊愈。

按语：患者系由于长期月经过多，阴血渐渐耗损，冲任失养。冲任二脉导源于肝肾，肝藏血，肾藏精，司二阴。胶艾汤中含有四物汤，能够补血养肝，阿胶滋补肝肾，肝肾精血充足，则冲任二脉充盈。艾叶性情温和，通经脉，利经气，止痛安胎，又能够止血。甘草缓和而兼补益中气。诸药相合为用，能滋补肝肾，调节冲任，使得气血平和，从而使患者月经恢复正常。

经验方索引

（以下按笔画排序）

主要参考书目

［1］张璐.本经逢原[M].北京：中国中医药出版社，1996.

［2］金明月，李玉贤.草山堂医验录[M].新疆：新疆科技卫生出版社，1999.

［3］朱丹溪.丹溪心法[M].北京：中国中医药出版社，2008.

［4］丁甘仁.丁甘仁医案[M].北京：人民卫生出版社，2007.

［5］龚信.古今医鉴[M].北京：中国中医药出版社，2007.

［6］朱良春.国医大师朱良春[M].湖南：中南大学出版社，2006.

［7］黄帝八十一难经[M].学苑出版社，2007.

［8］黄帝内经[M].北京：人民卫生出版社，2005.

［9］严用和.济生方[M].北京：中国医药科技出版社，2012.

［10］张仲景.金匮要略[M].北京：人民卫生出版社，2005.

［11］尤怡.金匮要略心典[M].北京：中国中医药出版社，2009.

［12］张景岳.景岳全书[M].太原：山西科学技术出版社，2006.

［13］李东垣.兰室秘藏[M].北京：中国医药科技出版社，2011.

［14］张介宾.类经[M].北京：中医古籍出版社，2016.

［15］林珮琴.类证治裁[M].上海：第二军医大学出版社，2008.

［16］叶天士.临证指南医案[M].北京：人民卫生出版社，2006.

［17］陆廷珍.六因条辨[M].北京：人民卫生出版社，2010.

［18］张琪.脉学刍议[M].北京：中国医药科技出版社，2014.

［19］李东垣.脾胃论[M].北京：人民卫生出版社，2005.

［20］张子和. 儒门事亲 [M]. 北京：人民卫生出版社，2005.

［21］张仲景. 伤寒论 [M]. 北京：人民卫生出版社，2005.

［22］太平惠民和剂局. 太平惠民和剂局方 [M]. 北京：人民卫生出版社，2007.

［23］王焘. 外台秘要 [M]. 北京：人民军医出版社，2007.

［24］吴瑭. 温病条辨 [M]. 北京：中国中医药出版社，2006.

［25］温热论 .[M]. 上海：第二军医大学出版社，2012.

［26］汪昂. 医方集解 [M]. 北京：中国中医药出版，2009.

［27］费伯雄. 医方论 [M]. 北京：学苑出版社，2013.

［28］赵献可. 医贯 [M]. 北京：中国中医药出版社，2009.

［29］王清任. 医林改错 [M]. 北京：中国中医药出版社，1995.

［30］喻嘉言. 医门法律 [M]. 北京：中国医药科技出版社，2011.

［31］徐大椿. 医学源流论 [M]. 北京：人民卫生出版社，2007.

［32］李中梓. 医宗必读 [M]. 北京：人民卫生出版社，2006.

［33］吴谦. 医宗金鉴 [M]. 北京：中国医药科技出版社，2011.

［34］孙中堂. 尤在泾医学全书 [M]. 北京：中国中医药出版社，2015.

［35］张琪. 张琪临床经验辑要 [M]. 北京：中国医药科技出版社，1998.

［36］张璐. 张氏医通 [M]. 北京：人民卫生出版社出版，2007.

［37］张乃修. 张聿青医案 [M]. 北京：人民卫生出版社，2006.

［38］李用粹. 证治汇补 [M]. 北京：人民卫生出版社，2006.

［39］王肯堂. 证治准绳 [M]. 北京：人民卫生出版社，2014.

李玉贤临证经验辑要

[40]武进.中国医学大辞典[M].北京：商务印书馆，1964.

[41]张锡纯.重订医学衷中参西录[M].北京：人民卫生出版社，2006.

[42]王学权.重庆堂随笔[M].北京：人民军医出版社，2012.

[43]巢元方.诸病源候论[M].北京：人民军医出版社，2013.

[44]王好古.汤液本草[M].太原：山西科学技术出版社，2012.

[45]王旭高.王旭高临证医案[M].上海：上海科学技术出版社，2010.